Henri PEINTE

DÉPOT LÉGAL
16
??

PRÉCIS
DE
PETITE CHIRURGIE ÉLÉMENTAIRE
A L'USAGE DES CYCLISTES

(Premiers soins à donner en cas d'accidents)

Te 37
195

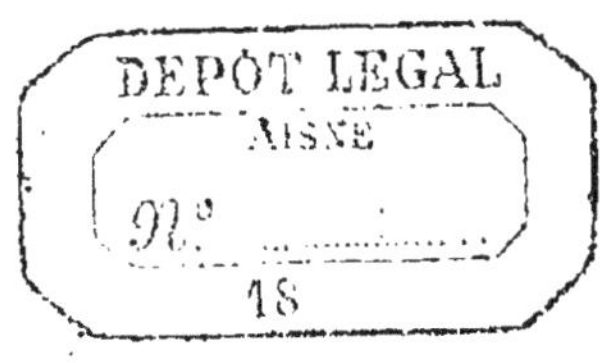
DEPOT LEGAL
AISNE
N°
18

PRÉCIS
DE
PETITE CHIRURGIE
ÉLÉMENTAIRE
A L'USAGE DES CYCLISTES

BIBLIOTHÈQUE NATIONALE R.F. IMPRIMÉS

PRÉCIS

DE

PETITE CHIRURGIE

ÉLÉMENTAIRE

A L'USAGE DES CYCLISTES

(Pansements divers, Premiers soins à donner en cas d'accident, etc.)

BIBLIOTHÈQUE NATIONALE R.F. IMPRIMÉS

PAR

HENRI PEINTE (O. ✠)

du Service Médical de l'U. V. F.

Vignettes de BORGNET, Graveur à Laon.

Ouvrage publié sous le patronage de l'Union Vélocipédique de France.

EN VENTE :

A LAON :

Chez l'auteur,

Rue des Cordeliers, 41,

A PARIS :

Chez P. BOULINIER,

Boulevard Saint-Michel, 19.

Et dans les principales Librairies.

1897

PRÉFACE

Le petit ouvrage que je présente au public n'est pas une œuvre technique, c'est-à-dire qui ne peut être comprise que du personnel médical ; non, bien au contraire, je me suis attaché à faire simple.

Si parfois j'ai employé des mots quelque peu scientifiques, on en trouvera l'explication dans le vocabulaire placé immédiatement avant la table des chapitres.

Mon livre s'adresse surtout aux cyclistes qui veulent, lorsque l'occasion s'en présentera, soigner d'une façon intelligente un camarade blessé.

Mon plus grand désir serait de voir *l'un des membres de chaque Société cycliste, apte à donner les premiers soins en cas d'accident* et, au besoin, à faire un pansement assez sérieux. Puisse cet ouvrage m'aider à atteindre ce but !

Ne vous découragez pas dès le début ; je le répète, mon livre est écrit *à l'intention de ceux qui n'ont fait aucune étude médicale*, et j'ai le ferme espoir de faire de vous, ami lecteur, sinon un petit chirurgien, du moins un homme utile à ses semblables.

La chirurgie, a dit Pariset, *veut un courage froid, sans fougue et sans faiblesse.* On pourrait croire, d'après cela, qu'il faut être doué, pour faire un bon chirurgien, d'une grande force de caractère et d'une insensibilité complète pour le mal d'autrui. Il n'en est pas ainsi absolument, car je prétends que la personne la plus sensible peut arriver à voir, sans émotion paralysante, une blessure quelconque, fût-elle même de vilain aspect. Avec l'habitude, et elle vient vite, on a bientôt combattu non-seulement l'hésitation, mais aussi la répugnance ; et, si je puis m'exprimer ainsi, on finit même par éprouver un certain plaisir à soigner les blessures, ne songeant plus qu'au soulagement qui va en résulter.

Avant d'entrer dans notre sujet, je veux remercier ici l'excellent docteur Spira (O. ✻), Médecin Inspecteur des Enfants du premier âge et des Crèches de la ville de Paris, qui, pendant près de sept années, a mis à ma disposition sa bibliothèque et ses conseils.

Puis, le docteur Ramonat, le distingué Médecin en chef de la Société Française de Sauvetage, Organisateur des Secours publics au Bois de Boulogne, Président de la Commission médicale de l'Union Vélocipédique de France, qui m'a compté parmi ses plus fidèles élèves, lorsqu'il organisa (1894-1895), avec le dévouement et la haute compétence qu'on lui connaît, ses cours médicaux relatifs aux premiers soins à donner aux cyclistes en cas d'accident.

Enfin, mon très aimable ami, le docteur V. Laisney, de Laon, Lauréat de la Faculté de Médecine de Paris, qui a bien voulu me prodiguer les encouragements et les avis qui m'ont permis de mener ce travail à bonne fin.

Si, comme je l'espère, mon petit ouvrage trouve quelque succès près du lecteur, c'est donc aux docteurs Spira, Ramonat et Laisney que j'en attribuerai le mérite initial.

Laon, le Avril 1897.

HENRI PEINTE.

CHAPITRE Ier

Du pansement en général et des matériaux de pansements. – Antiseptiques. – Dosage.

Le pansement est l'application raisonnée de matières, substances et tissus, propres à guérir une plaie et à la protéger contre de nouveaux accidents et contre l'aggravation par infection.

Il y a beaucoup d'autres définitions du pansement, mais dont nous n'avons que faire. Je citerai celle que le Dr Chavasse met au début de son ouvrage : *Nouveaux éléments de petite chirurgie,* parce qu'à mon avis c'est la plus claire et la plus précise : « Un pansement, dit-il, est l'application méthodi- « que des moyens propres à amener la guérison « d'une lésion organique ou traumatique et à la « protéger contre les violences extérieures. » Plus loin il ajoute : « et contre l'accès ou le développe- « ment des germes infectieux ».

Le premier objet de pansement est le linge. C'est

avec lui qu'on fait les compresses, les bandages, les écharpes, etc. La *tarlatane* ou *mousseline* est employée de préférence, en ce qui nous concerne, pour faire les compresses, et la toile pour faire les bandes.

La pièce de linge (serviette ou mouchoir) nous sera d'une grande utilité, ainsi qu'on le verra au chapitre des *bandages*, notamment.

Un chirurgien suisse, le Dr Mayor, mort en 1846, a traité à fond les différentes applications des bandages par le moyen seul de pièces de linge carrées. Il ne prévoyait certainement pas combien ses travaux nous seraient utiles. En effet, à défaut de pièces de linge bien appropriées aux pansements, et qu'un cycliste ne peut pas toujours avoir avec lui, il est toujours facile de se procurer des mouchoirs et des serviettes.

Arrêtons-nous à ces simples indications générales à propos des objets de pansements ; nous verrons leurs emplois divers, définis à chaque article relatif à tel ou tel traumatisme. Examinons la manière de les préparer pour former notre trousse :

Diverses bandes de linge (toile fine de préférence) ayant de un à cinq mètres de longueur et de un à cinq centimètres de largeur que l'on aura toujours dû rouler préalablement ainsi qu'il est démontré plus loin (fig. 1). On comprendra que pour les traumatismes des doigts, par exemple , on se servira des bandes très étroites ; pour le poignet, des bandes un peu plus larges, et ainsi de suite selon la grosseur du membre affecté.

Cette explication sort un peu des théories scientifiques ; mais je rappelle, et je le rappellerai souvent, que mon livre n'est composé que dans un but pratique, et à l'usage des personnes inexpérimentées.

Aussitôt après les bandes, parmi les objets de pansement vient l'ouate ou plus usuellement *la ouate*, comme je continuerai à l'appeler, bien que ce soit peut-être moins académique. C'est la *ouate hydrophile* qui est employée et son utilité est très grande, soit pour laver les plaies, soit pour faire des tampons, des compresses, etc. C'est au Dr Alphonse Guérin que l'on doit le *pansement ouaté*, employé presqu'exclusivement maintenant, non seulement pour les petites plaies, mais encore pour les cas les plus sérieux, comme les amputations, par exemple.

Dans la catégorie des bandes, nous noterons encore le *sparadrap*, qui, en bandelettes de différentes largeurs, sert à maintenir certains pansements ; puis le *taffetas d'Angleterre* et la *baudruche gommée*, que tout le monde connaît, qui servent surtout à protéger les écorchures légères.

Relativement au sparadrap, il faut avoir soin, lorsqu'on l'enroule, de placer sur le côté enduit un morceau de papier préalablement ciré ; sinon il y aurait adhérence. Pour le couper, il faut prendre la précaution de chauffer un peu les ciseaux et de bien tendre le morceau, en le tenant à deux, afin de le tailler facilement dans le sens que l'on désirera.

Antiseptiques. — Les antiseptiques sont nombreux, et beaucoup de chirurgiens en ont un de prédilection ; néanmoins, d'un accord presqu'unanime, on donne le *sublimé* ou *bichlorure de mercure*, comme le plus sûr et le plus commode à employer ; mais il faut bien se souvenir que c'est un poison très violent.

L'*acide phénique* est également un excellent agent antiseptique, mais il a l'inconvénient de provoquer quelquefois de l'érythème ; la peau des mains de l'opérateur subit forcément une irritation qu'il ne faut pas prolonger. Néanmoins, j'ai fréquemment employé l'acide phénique, même à un gramme d'acide pour quarante grammes d'eau, et je n'ai jamais eu à constater le moindre accident ; mes mains seules s'en ressentaient légèrement. Il est vrai que les pansements que nous avons à faire ne nous obligent guère à un contact prolongé. C'est pourquoi je recommande la solution phéniquée, dont l'odeur empêche toute erreur, tandis que la solution de sublimé, comme bien d'autres, ne se révèle extérieurement d'aucune façon.

On peut encore signaler une quantité d'antiseptiques fort recommandables, tels : *l'acide borique*, employé à 3 ou 4 pour 100, qui a le grand avantage de n'être nullement toxique ; mais sa valeur antiseptique est faible ; la *poudre d'iodoforme* dont l'odeur est si persistante et si désagréable, mais dont le pouvoir germicide a été universellement reconnu; le *naphtol* dont j'ai constaté les bons résultats, etc., etc. Mais comme nous ne faisons pas ici une étude de ces divers agents, bornons-nous à ce que je vais indiquer : *Solution d'acide phénique* ou de *sublimé ;* et, comme poudre, celle *iodoforme* ou mieux celle de *salol*. En effet, la poudre de salol,de couleur blanche, à odeur légèrement aromatique, m'a toujours donné les meilleurs résultats. Elle est de plus très peu toxique, mais elle est insoluble dans l'eau. Je l'ai employée à l'exclusion de toute autre, pour saupoudrer les plaies. Cet excellent antiseptique a, en outre, cet avantage, inappréciable pour certains cas, de s'opposer à la cicatrisation rapide. En voici l'explication: Il peut nous arriver d'avoir à panser une plaie qui, malgré les lavages avec un antiseptique liquide,n'est pas débarrassée complètement de ses impuretés (sable, gravier, poussières, échardes, etc.). Dans ce cas, en saupoudrant la plaie et en la recouvrant soit par une application de baudruche, soit par une bande de toile, le blessé pourra, lorsqu'il en aura plus de facilité, se faire faire un nouveau pansement ; il n'aura pas à craindre la douleur qui se fait sentir lorsque la cicatrisation est avancée. En conséquence, le médecin qui lui donnera ses soins pourra extraire plus facilement les impuretés que le manque de temps ou d'habileté nous aura empêchés d'enlever.

Les Drs Chavasse et Périer ont observé quelques inconvénients dans l'usage de la poudre de salol ; mais, si j'en juge par ma propre expérience et aussi par l'usage constant que j'en ai vu faire par des docteurs et des chirurgiens, ces inconvénients doivent être d'une extrême rareté, et en tous cas peu graves.

Employez donc, de préférence à toute autre, la poudre de salol.

Dosage. — Pour le lavage des plaies : 1° *Solutions de sublimé* à un gramme de sublimé pour mille grammes d'eau, c'est-à-dire pour un litre d'eau. Même dosage pour le lavage des mains de l'opérateur. Je recommande pour éviter les erreurs de faire colorer cette solution : soit en rouge avec de la fucshine, soit en bleu avec du bleu de méthylène. J'insiste sur cette recommandation de colorer en bleu, depuis qu'un jour dans un poste de secours que je tenais dans un vélodrome, un coureur a failli avaler un verre de solution de sublimé pensant que c'était de l'eau ; — 2° *Solution phéniquée* à un gramme d'acide phénique pour quarante grammes d'eau. N'employez pas de solution plus forte car elle provoquerait assez rapidement une irritation de l'épiderme. On devra même, pour certaines parties du corps où l'on supposera une plus grande délicatesse de la peau, n'employer que des solutions faibles que l'on dosera, selon le cas, à un gramme d'acide phénique pour soixante à cent grammes d'eau. — Et pour saupoudrer les plaies : *Poudre de salol*. Une pincée qu'on laisse tomber ou qu'on applique sur la plaie. Pas de dosage particulier ; on agit selon le cas, l'intoxication n'étant pas à craindre.

Il paraîtrait plus rationnel de traiter dans le prochain chapitre de la manière d'utiliser les produits dont nous venons de parler, c'est-à-dire de traiter du pansement proprement dit. Nous en parlerons dès que je vous aurai fait connaître les *bandages*, et vous verrez que nous ne quittons pas notre sujet ; l'enchaînement, à mon avis, se fera ensuite tout naturellement.

CHAPITRE II

Du bandage des plaies et des fractures. — Ses applications.

Nous n'aurons pas la prétention de savoir appliquer méthodiquement un bandage ; nous ne ferons presque jamais que du provisoire, en attendant que le blessé soit entre les mains d'un médecin ou d'un chirurgien. Cependant notre rôle, quoique modeste, a une grande importance. Appliquons nous donc à bien savoir placer un bandage quel qu'il soit.

Des bandes. — Les bandes se composent : 1° de deux extrémités que l'on nomme *chefs*, et 2° de la partie comprise entre ces deux *chefs* que l'on appelle *plein de la bande.*

On roule la bande ainsi qu'il est indiqué fig. 1,

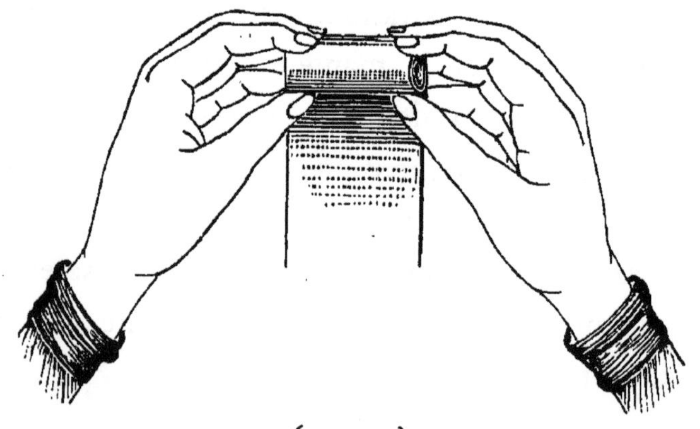

(FIG. 1.).

et l'extrémité par laquelle on commence le cylindre ou *globe*, qui va se trouver à l'intérieur, se nomme *chef terminal* ; l'extrémité qui termine le globe se nomme *chef initial*, parce que c'est par ce chef que l'on commence l'application du bandage. Cette petite opération mérite plus de soin que l'on ne pense et nous répéterons ce que dit le Dr Chavasse : « *D'une bande bien roulée dépend la bonne application du bandage* ». J'ajouterai qu'il est extrêmement difficile de se servir d'une bande non roulée, et que le temps que l'on passe à ce petit travail sera très vite regagné.

Application des bandes. — Au moment de placer le bandage, prenez le globe de la main droite, déroulez un peu de la bande, prenez le *chef initial* de la main gauche, et appliquez-le à quelques centimètres en avant du bord de la plaie en le maintenant avec le pouce ; puis, faites un tour circulaire et venez appliquer le *plein* sur le *chef initial*. De cette façon il se trouve déjà maintenu, et votre main gauche n'a plus qu'à guider le plein que vous continuez à faire passer de droite à gauche. On continue ainsi à enrouler de *bas en haut* le membre atteint jusqu'à ce que l'on juge que le pansement, appliqué sur la blessure, est suffisamment maintenu. Dans un aussi petit ouvrage, je ne puis indiquer la manière de faire un bandage ayant l'aspect régulier auquel un praticien seul peut arriver ; d'ailleurs, je le répète, nous ne ferons, neuf fois sur dix, que du provisoire.

Dans la fig. 2, on verra comment, avec de l'habileté et un peu d'adresse, on peut arriver à former un bandage de bel aspect.

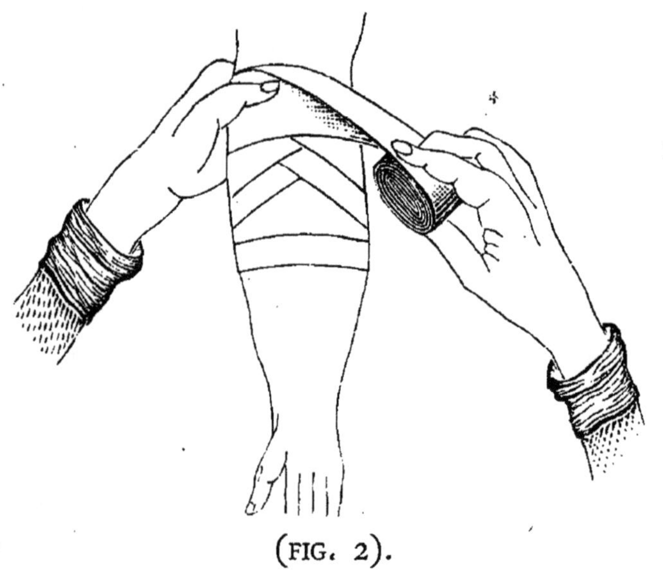

(FIG. 2).

Il faut, en tous cas, savoir faire un *renversé* que la fig. 2 également représente. Ce renversé est utile lorsque, par suite de la forme du membre blessé, le bandage ne se moule pas exactement ; il faut, dans ce cas, éviter les godets qui sont formés par la bande. Pour cela, après avoir convenablement serré la bande, placez le pouce gauche sur le bord extérieur de ladite bande et renversez à demi la main qui tient le globe ; tirez assez fortement et glissez aussitôt le pouce sur le pli que l'on vient de former. On donne à ce pli le biaisement nécessaire, toujours à l'aide du glissement du pouce gauche. Il faut pratiquer ce *coup de pouce* pour bien l'exécuter. A défaut de sujet de bonne volonté, je conseille le moyen que j'ai employé et que voici : Prenez un pied de chaise forme Louis XV, et faites le renversé juste à l'endroit où le bois forme une espèce de coude arrondi ; lorsqu'ensuite vous l'appliquerez sur un membre vivant vous le trouverez plus facile à exécuter.

Enfin, pour terminer le bandage et le fixer, on emploie de préférence l'*épingle de sûreté*, qu'on appelle aussi *épingle broche* ou *de nourrice*; on la pique verticalement par rapport à la longueur de la bande. A défaut d'épingle, on déchire le *chef terminal* en deux parties égales sur une certaine longueur, et l'on fait un nœud simple afin d'empêcher la bande de se déchirer plus loin. On passe ces deux lanières autour du membre et en sens contraire l'une de l'autre, puis on noue ensemble les deux extrémités. Il faut avoir grand soin de ne former les nœuds qu'à une certaine distance de la plaie. D'ailleurs, le *chef terminal* doit toujours être fixé le plus loin possible de l'endroit malade.

Bandages de la main. — Je ne crois pas nécessaire

d'indiquer la manière méthodique de faire les bandages spécialement employés pour les plaies des mains; tout le monde peut arriver à envelopper un doigt ou la partie large de la main. J'indiquerai seulement un bandage fort utile pour les plaies interdigitales, ou pour maintenir un pansement à un endroit quelconque de la main.

Vous ferez avec une bande deux ou trois tours ou *circulaires* autour du poignet et vous l'arrêterez par une épingle ou un nœud. Préalablement, vous avez posé perpendiculairement au poignet, pour se trouver sous la bande circulaire, une autre bande ainsi que l'indique la fig. 3 et que l'on choisira de

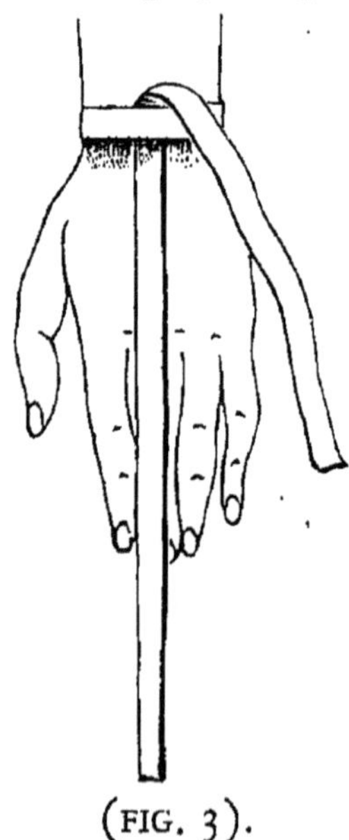

(FIG. 3).

la longueur et de la largeur appropriées au pansement que l'on va faire. C'est un peu ce qu'on appelle le bandage en T. On comprend de suite que cette bande pendante passera facilement soit entre les doigts, soit par divers détours sur n'importe quelle partie de la main où il y aura un pansement à maintenir. Vous attachez ensuite les extrémités de cette bande l'une à l'autre, ou encore à la bande circulaire, au moyen d'une épingle de sûreté ou autrement.

Bandages de la tête. — Le bandage que je viens de décrire peut également être appliqué pour les pansements à la tête. Sans parler des véritables bandages classiques tels que les frondes, etc., de Bouisson, d'Hamilton, de Guillemin, etc., je dirai que l'on peut arriver, avec un peu d'ingéniosité, à maintenir un pansement sur le cuir chevelu, l'occiput, le menton ou même sur la face, en suivant les mêmes données que pour les bandages de la main.

Appliquez, par exemple, autour du front une bande qui en fera deux ou trois fois le tour et sous laquelle vous avez d'abord placé, selon sa perpendiculaire, une ou deux bandes de la longueur que vous jugerez nécessaire. Les parties pendantes de chaque bande vous serviront à envelopper une surface quelconque de la tête. Voir ci-contre fig. 4.

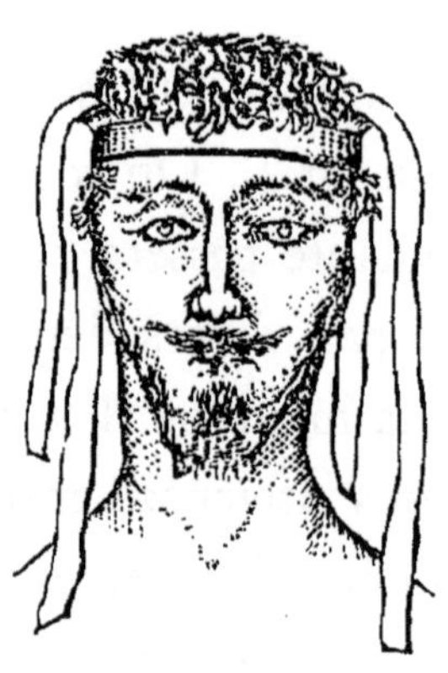

(FIG. 4.)

Nous allons voir maintenant qu'avec les écharpes, que nous étudierons dans le prochain chapitre, il sera facile de compléter ces bandages en formant des *mentonnières*, des *bandeaux de front*, etc.

Des écharpes. — Ce genre de bandages pleins, faits avec des pièces de linge carrées telles que *serviettes et mouchoirs*, sont dûs en grande partie au Dr Mayor, dont j'ai déjà parlé dans le chapitre 1er. Ce chirurgien trouvait que la plus grande partie des bandages pouvaient être faits avec une pièce de linge carrée. Il s'est enthousiasmé pour son système; et, selon presque tous ses confrères, il s'est laissé emporter par son ardeur. Je n'oserai discuter ces appréciations qui émanent de praticiens de valeur, je me contenterai de dire, qu'à mon avis, les travaux de Mayor, à ce sujet, nous seront des plus utiles. En effet, ses bandages sont faciles à comprendre et à exécuter, car ils n'exigent pas de préparations. Il a fait, selon l'expression du Dr Chavasse, de la *Déligation populaire.*

Une pièce de linge carrée peut se changer facilement et vivement en carré long (fig. 5), en triangle ou fichu (fig. 6), en cravate (fig. 7), puis en corde, ce qui s'obtient en pliant la cravate en deux et dans toute sa longueur.

(FIG. 5). (FIG. 6).

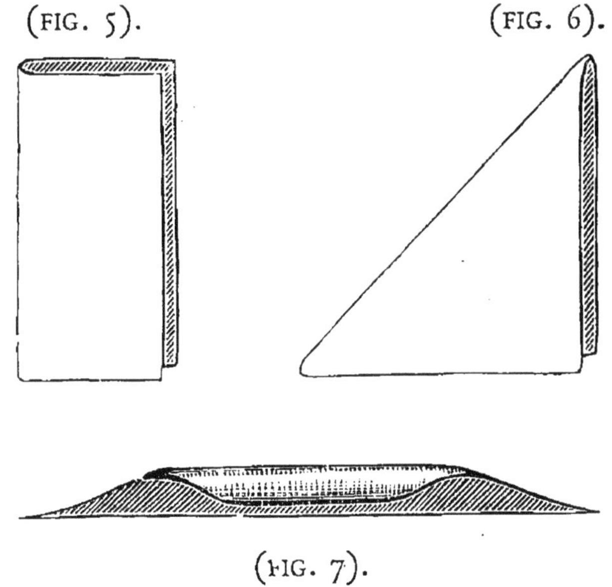

(FIG. 7).

Il faut remarquer que ces bandages ou plutôt ces liens)suivant l'expression de leur inventeur), s'appliquent surtout dans les cas de fractures. C'est notamment à ce point de vue que je les explique ici, attendu que nous n'avons que rarement à soutenir des pansements à l'aide de ces liens.

Bandages des membres supérieurs. — En cas de fracture d'un des os du bras : humérus, cubitus, radius, nous ne devons chercher qu'à immobiliser le bras dans la position qui sera la moins douloureuse pour le blessé, et pour cela nous emploierons les bandages ci-après. Il est entendu que préalablement, on fera le pansement que l'on jugera utile et que l'on placera, si l'on peut, des attelles autour du membre.

Petite écharpe. — La petite écharpe est formée avec une serviette ou un grand mouchoir que l'on pliera en deux, pour former un carré long, dont on attachera les quatre coins au vêtement du malade. Elle servira à soutenir le bras, notamment lorsque la fracture aura son siège à la main, au poignet ou à l'avant-bras.

Moyenne écharpe. — La moyenne écharpe est formée par une pièce de linge que l'on pliera en triangle. On placera le plein de ce triangle sous la main du côté blessé, afin que les sommets se trouvent au-dessous du coude. On fera remonter l'extrémité intérieure contre la poitrine et jusque derrière le cou. On fera également remonter l'autre extrémité par dessus le bras pour aller rencontrer, derrière le cou, la première extrémité avec laquelle on formera un nœud d'attache (fig. 8).

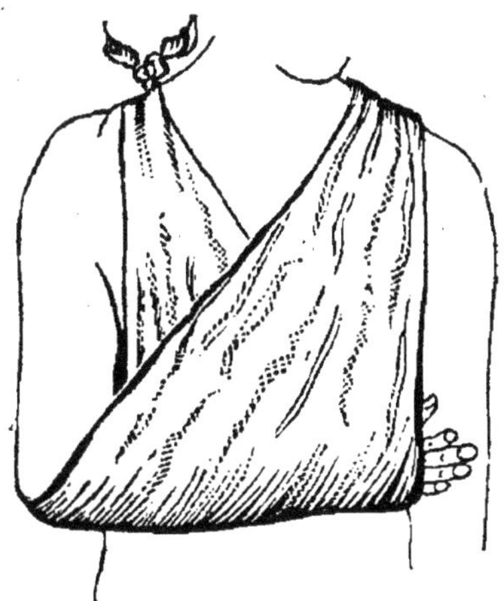

Grande écharpe. — La grande écharpe triangulaire servira surtout dans les cas de fracture de la clavicule, fracture si fréquente chez les cyclistes, en raison de la façon dont se produisent les chutes de bicyclette.

En effet, la *fracture de la clavicule* est à craindre chaque fois que l'on tombe, plus ou moins violemment, sur l'épaule.

Le bandage indiqué pour maintenir le bras, en attendant qu'un chirurgien réduise la fracture, se compose d'une serviette pliée en triangle et d'un mouchoir plié en cravate ou en corde. Le bras du côté malade (en supposant la clavicule droite fracturée), sera plié à angle aigu de façon à placer la main droite presqu'à la hauteur de l'épaule gauche. On prendra une serviette aussi grande que possible dont on placera le plein horizontalement à la hauteur des seins ; les sommets ou pointes de la serviette pendront devant l'abdomen. On nouera ou l'on épinglera les deux extrémités du plein de la serviette contre le dos et assez fortement, de façon à bien coller le bras contre le corps; puis, revenant en face du blessé, on saisira avec la main droite les deux sommets pendants que l'on passera entre la poitrine et le bras en le soulevant légèrement. Reprenant ensuite ces deux sommets avec la main gauche, on les fixera sur le vêtement avec une ou deux épingles quelconques. Mieux encore, on prendra un mouchoir que l'on pliera en cravate ou en corde, et que l'on placera en arrière sur le cou, afin de laisser pendre les deux extrémités sur la poitrine ; on comprendra, de suite, qu'en nouant ces deux extrémités avec les deux sommets relevés de la serviette, on obtiendra un bandage parfaitement solide (fig. 9). Pour le parfaire

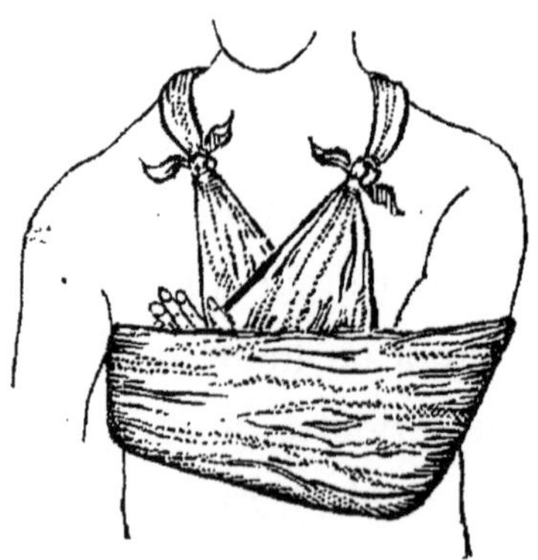

(FIG. 9).

et pour bien fixer le bras contre le corps, on attachera avec une épingle broche le milieu du plein de l'écharpe (qui baille toujours un peu), soit à une des extrémités du mouchoir, soit sur le vêtement.

Bandages des membres inférieurs. — En cas de fracture d'un des os de la jambe : fémur, péroné, tibia, nous nous bornerons toujours à immobiliser le membre, le plus complètement possible. Pour cela on se sert, comme pour le bras, d'ailleurs, de petites planchettes très-étroites, si l'on peut s'en procurer, afin de former ce qu'on nomme des *attelles*. On matelasse ces attelles avec de la ouate ou avec des couvertures, du linge, des tampons d'étoupe, de la balle d'avoine, de la paille ou, à défaut, avec des vêtements. On applique les attelles ainsi matelassées contre le membre fracturé, et on les y maintient avec des liens quelconques suffisamment serrés (fig. 10).

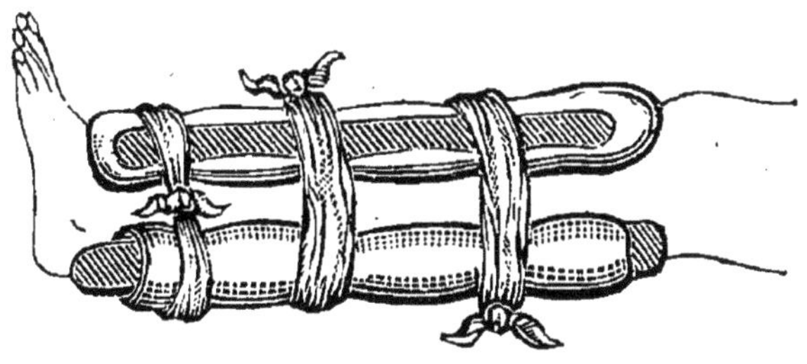

(FIG. 10).

Lorsqu'on ne peut se procurer ni planchettes ni objets rigides, on se contente de réunir les deux jambes et de les fixer solidement l'une contre l'autre, de façon à éviter une complication de la fracture pendant le transport du blessé, ou avant l'arrivée du chirurgien. Le même mode d'immobilisation au moyen d'attelles matelassées et ensuite bien serrées par des liens, sera employé dans les cas de fracture de la rotule. Cet accident se produit quelquefois lorsqu'on tombe violemment sur le genou, mais plus souvent lorsqu'on fait une chute en arrière et que l'on raidit trop vigoureusement la jambe. Il serait trop long d'expliquer ici comment ce sont les muscles et les tendons qui, par leur tension violente, occasionnent quelquefois une fracture de la rotule ; qu'il nous suffise de savoir que ce n'est pas toujours en tombant sur le genou qu'elle a lieu.

Rappelez-vous, qu'en aucun cas, vous ne devrez tenter, non-seulement de réduire une fracture, mais encore de remettre en place un membre luxé, ou démis, pour employer l'expresssion vulgaire. Il faut être très expert lorsqu'il s'agit de diriger les manœuvres d'extension et de contre-extension.

Bandages du pied. — Nous n'avons guère à traiter sous ce titre que de *l'entorse* du pied. On appelle ainsi la distension ou l'arrachement d'un ou plusieurs ligaments qui servent à maintenir les différentes articulations. Il faut bien se pénétrer de cette définition, afin de ne pas traiter à la légère, même une entorse simple, ainsi qu'on a l'habitude de le faire.

L'entorse produit toujours un déplacement momentané et incomplet de l'articulation ; il y a du gonflement, souvent même considérable, comme du reste cela a lieu dans toutes les fractures. Certes, lorsque l'entorse n'est pas accompagnée de déchirures, elle a pu quelquefois se guérir assez rapidement ; des malaxations, et certains mouvements que l'on fait exécuter à l'articulation, ont pu faire reprendre au pied sa position naturelle ; mais ce sont des moyens empiriques qui peuvent amener des complications.

Si l'on peut se procurer de l'eau fraîche, il faudra entretenir sur tout le pied une compresse que l'on imbibera constamment ; si possible on ajoutera 3 cuillerées d'extrait de saturne par litre d'eau, ce qui formera ce qu'on appelle *l'eau blanche*, mais ce traitement est long. Si le blessé se trouve loin de sa demeure, je conseille plutôt de faire une forte contension à l'aide de linges humides sur l'endroit douloureux. Il faudra tenir l'articulation dans un repos absolu, et se rendre le plus rapidement possible là où le blessé pourra recevoir les soins d'un médecin.

Pour certaines autres fractures du pied, on se contentera, absolument comme pour l'entorse, de faire une contension, mais moins forte, car le seul but sera d'immobiliser le pied.

Je veux indiquer ici un excellent bandage qui maintient parfaitement aussi les *malléoles* ou *chevilles*, et qu'on appelle le *Bonnet du talon*, de Mayor (fig. 11).

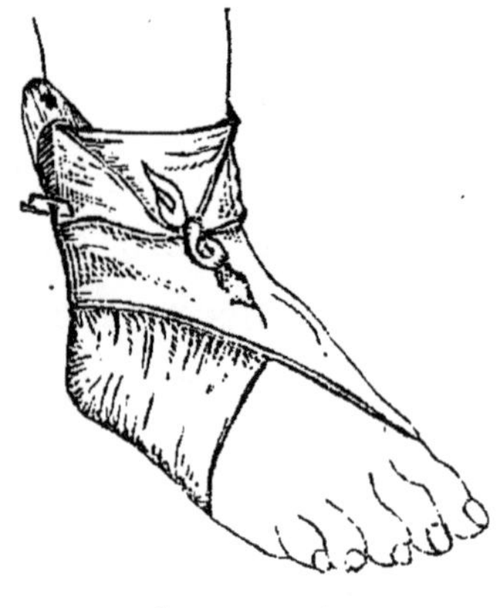

(FIG. 11.)

On remarquera que ce bandage est fait avec une pièce de linge pliée en triangle ou fichu. Lorsqu'on place le plein de la base du triangle sous la plante du pied, les deux sommets dépassent le talon de plusieurs centimètres (20 centimètres si possible), ce qui permet de venir les fixer au circulaire qui se trouvera à la hauteur des malléoles. Les extrémités seront nouées, selon le cas et selon la grandeur du linge employé, soit devant soit derrière le pied.

Bandage de corps.— Nous n'avons ici à étudier que le bandage relatif aux fractures de côtes.

Lorsque l'on peut se procurer une longue et large bande de sparadrap, on appliquera son centre ou plein sur la région dorsale ; puis l'on tirera vers soi les deux extrémités que l'on fixera sur le devant du corps, en serrant très fortement. A défaut de sparadrap, on prendra une large bande de linge avec laquelle on fera 2 ou 3 fois le tour du corps ; mais, quoi que l'on fasse, la contention sera moins forte. Lorsque vous vous trouvez en présence d'une fracture de côtes, hâtez-vous d'agir attendu que le malade respire avec peine ; il est comme suffoqué et le soulagement ne se fera sentir qu'après que le bandage aura serré vigoureusement le corps, à l'endroit où la fracture s'est produite.

Il faut nous en tenir là au sujet des bandages ; il y aurait encore beaucoup à dire et je trouve mes développements bien incomplets ; mais, ne voulant qu'indiquer les premiers soins à donner en cas d'accident, mes limites sont très restreintes.

CHAPITRE III

Du pansement proprement dit. — Son application aux plaies, contusions, plaies contuses, etc. – Massage.

Maintenant que nous connaissons les principaux matériaux de pansements qui peuvent nous être utiles, passons à leur mode d'application. Attachons-nous bien à cette partie de notre étude, nous devons la connaître à fond. De plus, comme le disent MM. Terrier et Péraire : *le pansement est une des parties les plus importantes de la chirurgie ; il diminue la douleur et hâte la guérison.*

N'est-ce pas là notre but unique : diminuer la douleur et hâter la guérison ? N'étant ni médecins ni chirurgiens, nous devons nous trouver suffisamment satisfaits de soulager un camarade blessé et, par nos soins *immédiats,* d'activer sa guérison. C'est avec intention que je dis : soins *immédiats,* j'en expliquerai plus loin la raison.

Appliquons-nous donc à bien savoir faire un pansement et rappelons-nous qu'aussitôt après son application, le blessé doit éprouver un certain soulagement. Si, quelque temps après, il y a encore douleur vive, c'est que sûrement le pansement est défectueux et, bon gré mal gré, il faut le refaire avec la plus grande minutie. Je tiens tellement à ce qu'on se pénètre bien de l'importance du plus insignifiant des pansements, qu'avant de montrer les manières de les appliquer, je désire ardemment que l'on sache dans quelles conditions primordiales on doit se trouver.

Tout d'abord, n'employez jamais que des matériaux (bandes, ouate, etc., etc.) parfaitement propres, bien enveloppés et n'ayant pas séjourné dans un endroit où se trouvaient des malades. Nettoyez avec le plus grand soin vos instruments (pinces, ciseaux, etc.). Pour cela, mettez-les dans l'eau bouillante où vous les laisserez pendant un quart d'heure, plus si vous le jugez utile. Aussitôt après les avoir retirés de l'eau bouillante, essuyez-les scrupuleusement avec un linge bien sec, qui aura été lavé dans une solution phéniquée faible. En outre, le petit sac que nous emportons avec nous, en bandoulière, et dans lequel nous rangeons nos objets de pansements, devra être souvent nettoyé intérieurement et extérieurement avec une éponge ou un linge légèrement imbibé d'une solution antiseptique. Le meilleur moyen que j'ai trouvé pour nettoyer le sac qui me sert de trousse, est de remplir un pulvérisateur de toilette avec une solution antiseptique. On voit de suite comment on fera pénétrer partout le liquide germicide.

Dernière recommandation : Se laver les mains avant un pansement, pendant si on le juge nécessaire, et après, ainsi que l'exige la propreté la plus élémentaire. Les ongles devront être bien entretenus et bien brossés. Je conseille l'usage du savon antiseptique chaque fois que l'on aura à se laver les mains pour faire un pansement.

Je me bornerai à ces simples indications attendu que, n'ayant pas à pratiquer l'aseptie de ce qu'on appelle un *champ opératoire*, ces notions nous sont suffisantes. Passons enfin à l'application des pansements.

Lorsque vous vous trouverez en présence d'une *simple écorchure*, ne négligez jamais de la laver légèrement avec un petit tampon de ouate imbibée d'eau phéniquée ou simplement alcoolisée. La petite plaie étant ainsi bien humectée, vous appliquez un morceau de baudruche ne dépassant que de très peu les bords de l'écorchure. Il ne faut pas mouiller la baudruche qui adhère plus facilement lorsqu'on l'applique sèche, mais sur un endroit suffisamment humide. Ne mouillez jamais avec de la salive. Ce petit pansement est simple et tout le monde sait le faire.

Dès que la plaie est plus grande, que les chairs sont froissées et que des impuretés y adhèrent, il faut mettre du soin au pansement.

Commencez par étancher le sang avec des tampons de ouate hydrophile ; à moins qu'un vaisseau important ne soit lésé, l'étanchement se fait assez rapidement. A ce sujet, nous étudierons plus loin ce qui a rapport aux écoulements sanguins et les moyens propres à les combattre.

Aussitôt que le sang ne gêne plus, lavez bien la plaie, toujours au moyen de tampons d'ouate bien imbibés d'eau phéniquée ou d'eau au sublimé. Nous avons vu les dosages au chapitre 1er.

Tout en exécutant ce lavage consciencieusement, parlez doucement au blessé et rassurez-le. Vous profiterez de ce que le calme revient un peu et que son attention est moins grande pour faire pénétrer un tampon dans les anfractuosités de la plaie ; ne craignez pas de soulever les lambeaux de chair car il faut ne rien laisser qui puisse, par la suite, causer de l'irritation ou amener le développement des germes infectieux, tels que ceux du tétanos, dont je dirai quelques mots à la fin de cet article.

Donc explorez bien la plaie pour y faire pénétrer la solution germicide. Cependant agissez avec grande douceur, car votre malade, souvenez-vous en bien, souffre presque toujours d'une douleur assez vive. Aussi, dès que vous aurez terminé cette partie du pansement, dites au blessé que vous avez fini; annoncez-lui que vous n'avez plus qu'à placer un petit bandage et qu'il sera bientôt libre.

Cependant, vous n'avez fait que la moitié de la besogne, mais c'est la plus importante. En conséquence, la plaie étant parfairement propre, prenez un morceau de mousseline ou tarlatane, que vous imbibez d'une solution au sublimé à 1 pour 1.000. Placez cette compresse, pliée en 1 ou 2 doubles, sur toute la surface de la plaie, en la dépassant tout autour de quelques centimètres. Etendez par dessus une couche de ouate assez large et épaisse, et enfin fixez le tout au moyen d'une bande de linge ainsi qu'il est expliqué à l'article des bandages des plaies, chapitre II.

Il y a des cas où l'emploi des bandes de linge est très difficile, on se servira alors de lanières étroites de sparadrap, ainsi qu'on va le voir.

Supposons, par exemple, une plaie située à la base du cou : Vous faites adhérer à une certaine distance de la plaie et de chaque côté, l'extrémité d'une ou plusieurs lanières de sparadrap, que l'on coupera assez longues. Dès que le pansement humide sera placé, prenez chaque extrémité libre des lanières, passez-les au-dessus de ce pansement, venez les faire adhérer en face, à même sur l'épiderme. On sait que pour bien faire coller le sparadrap il faut le chauffer très légèrement.

En posant la seconde extrémité sur la peau, ne tirez pas très fort sinon vous formerez des plissements de l'épiderme. Le pansement se trouvera suffisamment maintenu avec deux lanières placées en croix.

Maintenant, cette application de lanières de sparadrap nous sera d'une très grande utilité, lorsque nous aurons à réunir une solution de continuité, ainsi que je l'expliquerai au sujet des plaies contuses.

Retenez bien ce genre de contention de pansement, il est souvent très utile ; mais retenez bien aussi que le sparadrap étant un agglutinant devient difficile à détacher de la peau, même au bout de quelques secondes. Lorsqu'on est obligé de l'enlever l'opération est douloureuse, surtout sur les surfaces pileuses. Aussi, avant de l'appliquer faut-il bien choisir l'emplacement afin de ne pas être obligé de le changer. L'eau chaude ou l'huile permettent d'enlever assez facilement le sparadrap. Lorsqu'on aura collodionné les extrémités des bandelettes, on emploiera l'éther pour retirer le collodion.

Contusions. — La contusion est une meurtrissure

sous-cutanée, sans solution de continuité, c'est-à-dire sans plaie saignante extérieure. Elle se produit par un choc plus ou moins violent, qui permet de la diviser en quatre degrès.

Je ne vais pas en faire l'exposé pathologique, qui nous importe peu d'ailleurs. Ce que nous devons savoir, c'est que lorsqu'il y a *contusion simple*, l'ecchymose se produit presqu'instantanément et la peau se colore de suite. Le cas est sans gravité, la douleur disparaît rapidement.

Il n'y a rien à faire qu'une petite application d'eau fraîche, si l'on veut, aiguisée d'un peu d'alcool. Aussi, l'habitude que l'on a, pour traiter ce qu'on appelle vulgairement une *bosse au front*, d'y appliquer une pièce de monnaie peut avoir quelquefois un effet salutaire, mais il peut arriver aussi qu'une compression trop forte complique la contusion.

Lorsque la contusion est le résultat d'une chute violente, l'épanchement sanguin sous-cutané provoque instantanément une forte coloration de la peau et un gonflement relativement considérable. Il faut appliquer le plus tôt possible une compresse d'eau très fraîche que l'on serre assez fortement, puis il faut laisser reposer le blessé et éviter le bruit autour de lui.

L'emploi de la teinture d'arnica, si répandu dans

la campagne, ne paraît pas toujours donner lesbons résultats qu'on se plaît à lui attribuer ; il se produit souvent de l'irritation. Je conseille de s'en abstenir.

Lorsqu'une chute atteint son maximum de violence, un membre, ou segment de membre,peut être broyé ; dans ce cas le blessé est souvent en état de *choc* ou *schok*. Il ne remue pas, il semble ne rien entendre et ne rien sentir. La peau de la région contuse devient livide et marbrée. La face et le corps se couvrent d'une sueur qui paraît sirupeuse. Dans ce cas, extrêmement grave,il faut chercher à produire une réaction, sinon la mort vient sans que le blessé ait repris connaissance. En conséquence, il faut faire ingérer au malade des boissons excitantes, puis opérer de suite des frictions énergiques, chaudes si l'on peut ; mais, comme dans ce cas il y a eu presqu'infailliblement fracture, il faut avoir soin de ne pas l'aggraver; pour cela, frictionnez loin de la contusion. En un mot il faut employer les révulsifs.

Le relèvement du blessé après une chute, violente ou non, a une importance capitale que nous étudierons dans un chapitre spécial. Pour les contusions, je viens d'expliquer ce qu'il nous était utile de savoir.

Plaies contuses. — La plaie contuse se produit orsqu'il y a choc oblique, c'est ce qui cause le déchirement des tissus internes et externes ; il y a par conséquent, dans ce cas, solution de continuité et écoulement de sang. Les bords de la plaie sont hachées, et ce sont autant de lambeaux qu'il faudra sans doute couper tout à l'heure.

La première chose à faire est d'appliquer une compresse froide, fortement imbibée de la solution au sublimé, afin de combattre l'inflammation et de faire pénétrer le liquide antiseptique, quelques minutes après cette application, vous procédez au pansement comme pour les plaies ordinaires, en employant les solutions fortes : sublimé à 1 pour mille ou acide phénique à un pour quarante et, en saupoudrant légèrement la plaie avec du salol, si l'on craint que quelqu'impureté y soit demeurée, comme je l'ai déjà expliqué.

En raison de la fréquence de nos chutes sur la région frontale, nous avons à panser des plaies contuses d'un genre particulier.

Je ne veux pas parler de ce qu'on appelle les plaies de la tête, ces lésions traumatiques peuvent, certes, nous atteindre, mais elles sont rares ; je veux simplement parler de ce qu'on nomme vulgairement un *cran*.

Cette entaille se produit à cause de l'absence des chairs ou partie molles entre l'os frontal et l'épiderme ; aussi y a-t-il un décollement parfois assez étendu. Le périoste se trouve également rétracté et l'os est alors *à nu*. Cette expression peut faire croire à une aggravation de la blessure, tranquillisez-vous; il y a longtemps que Tenon a démontré qu'un os dénudé conservait toute sa vitalité. Cependant il est certain que la dénudation ne doit pas se prolonger ; aussi faut-il recouvrir l'os aussitôt que possible, car c'est, selon l'expression du Dr E. Kirmisson, une *complication fâcheuse*.

En présence donc d'un *cran* ou *entaille*, faites d'abord un lavage sérieux pour enlever les poussières, graviers ou impuretés quelconques ; puis tentez le rapprochement des bords de la solution de continuité. Nous ne sommes pas encore assez habile pour recoudre, par conséquent, il faut pratiquer avec soin la tentative de recollement. Hâtez-vous d'agir sans vous inquiéter,outre mesure,de l'écoulement sanguin qui se produit, les plaies de tête saignant toujours abondamment.

Commencez par prendre un peu d'ouate hydrophile que vous roulez entre vos mains et dans le même sens, afin de lui donner la forme d'un bourrelet. Faites-en deux semblables et donnez-leur une longueur supérieure à la solution de continuité.

Jettez-les dans une solution antiseptique et,pendant qu'ils s'imbibent, appliquez les extrémités des lanières de sparadrap à une certaine distance des bords de la plaie, de chaque côté de celle-ci, afin de pouvoir tout-à-l'heure les entrecroiser. Collodionnez ces extrémités afin qu'il y ait une adhérence trés résistante. Retirez alors de la solution vos deux petits bourrelets, et placez-les à environ un centimètre des bords de la blessure, dans le sens de la largeur bien entendu. On peut, ainsi que la figure 12 le représente, découper le milieu d'une des lanières et diminuer la largeur de l'autre, afin qu'elle puisse passer dans l'ouverture. Saisissez d'une main l'extrémité libre de la lanière ajourée, et de l'autre main l'extrémité de la lanière amincie. Faites passer celle-ci dans l'ouverture, et opérez une traction lente et progressive, jusqu'à ce que les bords de la plaie se trouvent l'un contre l'autre, ou à peu près.

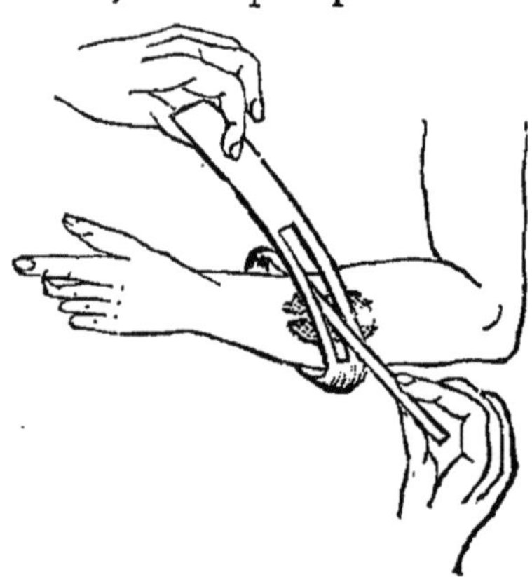

(FIG. 12).

Appliquez aussitôt sur la peau les extrémités des lanières que vous tenez dans les doigts, et faites bien adhérer. Si la blessure a une assez grande étendue, placez plusieurs lanières simples de chaque côté de ses bords, mais ne se faisant pas un exact vis à vis ; vous opérez alors la traction desdites lanières, ce qui forme un entrecroisement.

Si vous voulez, vous pouvez maintenir le tout par un bandage ou bandeau ordinaire. Lorsque vous devez faire ce pansement, ayez soin de replier sur lui-même un centimètre à peine du bout extrême des lanières pendantes, sinon, en opérant la traction, elles adhéreraient à vos doigts. Une fois le pansement terminé, on coupe les bouts repliés, qui seraient d'un vilain aspect.

Notez que dans les cas d'accidents de cette nature, la marque en est indélébile le plus souvent.

Maintenant, dans ce genre de chute, il arrive assez fréquemment que c'est le bord inférieur de l'os frontal qui reçoit le choc, et alors c'est presque toujours l'arrête de cet os qui produit la coupure. Bien qu'elle procède de l'intérieur à l'extérieur, les soins à donner ne diffèrent pas ; mais le rapprochement devient impossible pour nous, car, 9 fois sur 10, la suture s'impose. L'application des lanières de sparadrap sera trop gênée par la présence de l'œil, il faudra donc nous contenter de faire un pansement ordinaire, d'appliquer comme ci-dessus deux bourrelets de ouate, mais plus gros cette fois, et de faire la contention par un bandeau fortement serré.

J'ai eu, il y a deux ans, à panser un coureur à qui cet accident venait d'arriver. L'arcade sourcilière était fendue sur une largeur d'environ quatre centimètres et le gaillard, qui n'en était pas du reste à sa première blessure, ne voulait pas supporter un bandeau qui lui couvrait un œil et lui enveloppait presque toute la tête. Je fus donc obligé d'employer un pansement qui a réussi mieux que je n'osais l'espérer.

En effet, après avoir obtenu, chose rare à cet endroit, une plaie à peu près exangue, je pris un morceau de sparadrap ayant environ 7 à 8 centimètres de long sur environ 4 centimètres de large, et, sur chacun des côtés de ce morceau de sparadrap, je fis, avec les ciseaux, de petites entailles. Je collai ensuite la moitié de cet emplâtre sur un côté de la plaie jusque sur le bord ; puis, plaçant mes deux pouces sur le bord opposé, je les réunis l'un à l'autre et j'appliquai aussitôt le morceau libre de sparadrap, dont je tenais l'extrémité entre l'index et le majeur, sur la surface que je venais de ramener. Je conseillai à mon patient de faire renouveler le pansement dès qu'il pourrait voir un médecin, attendu que je n'étais guère tranquille sur ce qui pouvait survenir. L'occlusion d'une plaie est certainement excellente, mais dans ce cas on peut craindre parfois des complications gangréneuses ; c'est pourquoi il faut insister près du blessé pour qu'il voie un médecin le plus tôt possible.

Deux mois après, mon homme me rencontra et vint me remercier de mes soins. Il me raconta qu'il avait laissé le sparadrap, tel que je l'avais placé, pendant dix ou douze jours, au bout desquels il l'avait enlevé et avait trouvé une cicatrice parfaite et relativement peu visible. En effet, il était impossible de deviner que, deux mois auparavant, cette arcade sourcilière avait été si largement fendue.

J'ai voulu citer cet exemple, mais, pour conclusion, je recommanderai, si l'on faisait un pareil pansement, de le surveiller, car, si la fièvre apparaissait le lendemain, il serait de toute nécessité de procéder à l'enlèvement du sparadrap, ce qui serait malheureusement très difficile.

Nous ne pouvons traiter plus longtemps les plaies de la tête, la question est complexe et nous entraînerait trop loin ; mais, sachez bien, que contrairement à ce que l'on croit, en général, les coups à la tête sont presque toujours dangereux ; d'abord il y a grande perte de sang, et la multiplicité des gros vaisseaux qui entourent la tête peut donner lieu à des hémorragies graves ; enfin les parties molles sont si minces que la protection est nulle.

Plaies par écrasement. — Nous n'avons à traiter, sous cette rubrique, que de la plaie par écrasement qui nous est spéciale, et qui se produit lorsque la main ou les doigts se trouvent pris entre la chaîne d'une bicyclette et l'une des roues dentées.

J'ai vu, dans un manège, au commencement de 1896, un professeur qui a été victime de cet accident. La plaie était réellement sérieuse, quatre doigts semblaient réduits en bouillie, mais il n'y avait aucune fracture. La douleur n'était pas trop vive et, ainsi qu'il arrive toujours dans ce genre de plaie, l'écoulement de sang était insignifiant. La plaie avait été lavée pendant longtemps avec une solution de sublimé à un pour mille, on l'avait aussi saupoudrée d'iodoforme, aucun danger n'était donc à craindre.

En effet, peu de jours après, le blessé reprenait son travail et n'éprouvait plus qu'une gêne qui disparut en peu de temps.

Mais il n'en est pas toujours ainsi, surtout lorsque les soins sont tardifs ; car, dans ce dernier cas, le tétanos est à redouter.

Le Dr V. Laisney, de Laon, en a vu récemment un terrible exemple que je veux transcrire : La victime (un jeune homme de ses amis), se trouvant sur une route en pente, avait voulu débarrasser sa chaîne de la poussière dont elle était couverte.

En faisant cette opération, son pouce s'était pris dans la roue dentée. Il n'avait pu se soigner de suite, il considérait d'ailleurs l'accident comme peu grave; cependant, les symptômes tétaniques ne tardèrent pas à se déclarer et la mort survint au bout de quelques jours.

Cet exemple suffira pour vous mettre en garde contre l'indifférence que l'on a souvent pour les blessures qui ne produisent qu'une douleur insignifiante. Pour conclure, dans le cas de plaie par écrasement ou arrachement, il faut employer, selon l'expression consacrée, l'*antiseptie à outrance*. Avec ce moyen, vous n'aurez jamais à redouter ni la gangrène, ni le tétanos, ni enfin aucune des complications dues au développement, parfois si rapide, des germes infectieux qui viennent entraver une guérison et souvent la rendre impossible.

Si j'insiste autant sur les soins *immédiats*, minutieusement donnés, c'est qu'ils ont une importance capitale. On connaît les effets terrifiants du tétanos, or, le cycliste, plus que tout autre, est exposé à ses atteintes.

En effet, le bacille du tétanos ou de Nicolaïer, qui, soit dit en passant, a la forme, vu au microscope, d'une baguette de tambour, peut se trouver dans la moindre parcelle de terre. Certains auteurs prétendent qu'il est d'origine équine, parce que les cas se rencontrent quatre fois plus dans la cavalerie que dans l'infanterie. Pour nous, qu'il soit d'origine tellurique ou équine, nous avons beaucoup de chance de le rencontrer, attendu que le sol des routes est intimement mélangé au fumier de cheval.

Par conséquent, chaque fois qu'une plaie quelconque a été mise en contact avec le sol, hâtez-vous de faire un lavage antiseptique, et saupoudrez au besoin la plaie avec du salol. Ces simples précautions suffisent pour tuer le bacille et écarter tout danger.

Ainsi qu'on doit le remarquer, notre ligne de conduite est limitée à l'antiseptie ; mais ces limites laissent encore un champ très vaste à cultiver, car la méthode antiseptique est la base du traitement de n'importe quel traumatisme. Je ne puis entrer, en un cadre aussi restreint, dans l'explication des bienfaits de l'antiseptie ; rappelez-vous seulement, si vous en avez été témoin, des résultats de l'emploi des cataplasmes et des pommades d'autrefois : les suppurations, les cicatrisations interminables, la production des abcès, etc. Tout cela est maintenant évité par l'obstacle que l'on met à la formation et au développement des germes infectieux, en employant les substances antiseptiques qui ont, en outre, l'avantage d'atténuer la douleur dans presque tous les cas. Ne sont-ils pas superbes ces résultats ? Superbes par leur simplicité, superbes par la facilité de leur emploi ! Dorénavant, que de gens de bonne volonté n'étant ni médecins ni chirurgiens, n'ayant que des connaissances relativement superficielles dans l'art de guérir, pourront arriver à remplir dans bien des cas, et avec succès, le rôle de personnes expérimentées ! Que notre orgueil, néanmoins, ne nous éblouisse pas ! Il me revient à la mémoire les paroles du Dr Brouardel, et qui peuvent aussi bien s'adresser à nous : « La chirurgie est en liesse, aujour» d'hui, mais que cette liesse n'aille pas jusqu'à » l'orgie ». Et, en effet, rappelons-nous que ce sont les éléments qui nous servent et que, nous, nous ne faisons jamais, avec nos premiers pansements, que jouer un lever de rideau. Nous n'avons plus aucun rôle dans la pièce qui va suivre et qui sera peut-être un drame ; mais,en attendant, n'oublions pas que du lever du rideau, qui est notre œuvre, dépend souvent le succès final. Je ne saurai donc trop répéter que notre rôle est modeste, c'est vrai, mais que son utilité surpasse sa modestie.

Que l'on me pardonne cette digression, mais il faut que celui qui a le désir d'étudier, afin de devenir un ambulancier capable, sache dans quelles limites exactes il doit agir.

Je ne veux pas quitter le chapitre des pansements sans parler très succinctement du *massage.*

Sans contredit, le massage, fait avec intelligence et modération, présente certains avantages que la médication ou les appareils ne remplacent pas. En cyclisme, il est maintenant fort à la mode, et certains coureurs prétendent qu'il supprime rapidement la fatigue musculaire.

Dans l'entorse, le massage peut donner d'excellents résultats. Dans les contusions simples, il dissipe assez vivement la douleur et diminue considérablement l'inflammation. A la suite d'une fracture, également, on peut employer ce moyen, afin d'empêcher l'atrophie musculaire que provoque toujours un repos trop prolongé. Il active la vitalité de la peau et des parties sous-jacentes et il dissipe enfin, assez rapidement, les engorgements. C'est à ces seules considérations que nous devons nous arrêter. D'ailleurs, je n'en parle ici que pour en donner un simple aperçu, attendu que je ne vois pas une grande nécessité pour nous à étudier particulièrement cette méthode. Tout d'abord, n'est pas masseur qui veut. En effet, comme premières conditions il faut avoir les mains très solides, souples et ne transpirant jamais. Il faut avoir aussi des connaissances spéciales d'anatomie, si l'on veut être un masseur consciencieux. Enfin, il faut avoir beaucoup de patience et un grand calme dans le caractère.

Les praticiens ne sont pas d'accord sur la classification des manipulations ainsi que sur leur dénomination. Le docteur Wagner indique quatre classes de manœuvres. Littré et Robin, dans leur Dictionnaire de médecine et de chirurgie, en citent treize. Il paraît que d'autres auteurs ont trouvé le moyen de faire une division plus complète encore de ces malaxations. Il est probable, alors, que cela comprend les diverses manœuvres, employées surtout en Orient, et qui ne sont rien moins que médicales, tout au contraire même ; c'est pourtant là, je crois, l'origine du massage. Mais, passons.

A mon avis, le seul massage que nous nous permettrons de pratiquer est l'*effleurement* ou *effleurage*. Si vous voulez vous en servir, le cas échéant, je vous engage à exercer vos mains tous les jours, sinon vous ne pourriez aller jusqu'au bout de la manœuvre qui peut durer aussi bien 1/2 heure qu'une heure et même plus.

Effleurement. — Commencez par aseptiser la main avec laquelle vous allez faire la manœuvre, et enduisez légèrement la région sur laquelle vous allez la pratiquer, soit avec de la vaseline, soit avec de l'huile d'amandes douces.

Frottez d'abord très doucement ou, plutôt, caressez l'endroit malade avec la paume de la main ou avec la pulpe des doigts. Agissez toujours dans le même sens et en remontant de l'extrémité du membre vers sa racine.

Après avoir pour ainsi dire frôlé la peau, vous pressez très légèrement ; puis, au fur et à mesure que le malade s'y habitue, vous augmentez la pression. Continuez ainsi pendant au moins une demi-heure. Il est presque certain qu'après ce temps la lymphe commencera à se dégorger, que la circulation sera rétablie et que la sensibilité s'atténuera. Du reste, une seule séance ne suffira pas, il faudra recommencer.

Pour terminer cet article, déjà trop long, je citerai quelques dénominations de manœuvres. Les principales sont : la *friction*, la *pression*, le *foulage*, la *hachure*, le *pétrissage*, le *sciage*, le *frappement*, le *claquement*, le *pointillage*, la *vibration*, la *percussion*, le *pincement*, les *mouvements actifs et passifs*, etc., etc.

CHAPITRE IV

Des accidents des plaies. — De l'hémostase et des agents hémostatiques.

Par accident des plaies, nous n'entendrons pas les accidents qui surviennent plus ou moins longtemps après un traumatisme ; non, nous n'avons à connaître que les accidents qui peuvent se produire en même temps qu'une blessure ou peu de temps après. Or, je ne vois qu'une chose à étudier ici, c'est l'hémorragie traumatique.

Quant aux accidents qui peuvent compliquer les plaies, notre devoir précisément est de nous opposer à leur survenance. Ils sont nombreux ces accidents et je veux vous en citer quelques uns ; d'abord le tétanos, dont nous venons de parler, l'érysipèle, les septicémies, les gangrènes, voire même les gangrènes foudroyantes, comme par exemple la gangrène gazeuse, les phlegmons, les phlébites, etc., etc. Tout cela exige, comme l'on doit le comprendre, des études bien longues et bien arides que nous ne pouvons même pas effleurer ici. Revenons à ce que nous devons absolument savoir :

Hémorragies traumatiques. — Lorsque vous verrez une plaie saigner abondamment, examinez bien de quelle façon se produit l'écoulement. S'il y a jets successifs, c'est qu'une artère est atteinte ; mais si le sang coule en nappe, c'est que des veines ou de petites artères seules sont lésées. Il arrive quelquefois que le sang coule en nappe, même si une artère se trouve coupée. Ce cas, assez rare, en ce qui nous concerne, a lieu lorsque l'artère s'est rétractée et est rentrée dans les chairs, ou encore lorsqu'elle s'est trouvée coupée ou arrachée assez loin de la région de la plaie. Chacun sait qu'une artère ouverte ne se referme pas d'elle-même et qu'elle laisse couler le sang jusqu'au tarissement complet ; tandis que les petites artères, les veines proprement dites et les vaisseaux capillaires se tarissent et se referment d'eux-mêmes au bout d'un temps plus ou moins long.

Il m'est impossible de donner à ce propos des explications bien précises. Il faudrait, pour que l'importance du sujet soit bien comprise, que l'on ait des connaissances assez sérieuses de certaines parties de l'anatomie humaine, et que notamment l'on ait fait des études d'angéiologie.

Néanmoins, je crois que mes indications seront suffisantes pour qu'on puisse en tirer d'utiles préceptes.

Revenons donc à l'hémorragie : Je pense que vous ne ferez jamais connaissance avec certaines grosses artères, qui provoquent des hémorragies d'une violence extrême et dont on ne vient à bout, et encore, que par des ligatures. Nous effleurerons plus loin ce moyen hémostatique.

On peut reconnaître aussi la nature de l'hémorragie par la couleur du sang ; si elle est artérielle, le sang est d'un rouge vif ; tandis que dans l'hémorragie veineuse, le sang est foncé ou rouge noirâtre. J'avoue qu'en présence d'une plaie saignant abondamment, je n'ai jamais pu reconnaître, par la couleur du sang, s'il venait d'une artère ou d'une veine et je crois que la distinction ne peut être saisie que par un homme de l'art. Ce qui ne trompe pas c'est lorsqu'il y a jets saccadés. Oh ! alors, dans ce cas, vous n'avez plus d'hésitation. Hâtez-vous de produire l'hémostase par les divers moyens que je vais ci-après indiquer.

Hémostase par compression digitale. — Elle est de deux sortes : la première commence par l'exploration de la plaie avec les doigts, afin de rechercher l'endroit par où le sang s'écoule pour y faire une compression directe de la veine ou de l'artère, avec l'index ou le pouce.

La deuxième consiste à rechercher, au-dessus de la plaie, l'endroit où passe l'artère et à appliquer dessus et perpendiculairement, quatre doigts d'une main, tandis que l'autre main est posée juste au-dessous de l'endroit de la compression, au point correspondant. Cette main servira à observer les battements du vaisseau, pour guider les doigts compresseurs dans la force qu'ils doivent donner à la dite compression

Ces deux moyens ne peuvent être que temporaires, attendu que la fatigue vient vite, ou bien les mains s'engourdissent et la compression perd peu à peu de sa force. Ils ne sont donc à employer qu'en attendant l'arrivée du médecin, ou pour aider à la pose de certains appareils dont nous allons parler

Hémostase par tamponnement. — Elle consiste à appliquer sur l'orifice du vaisseau un tampon bien serré de ouate ou de gaze. La plaie étant préalablement bien nettoyée, on maintiendra ce tampon, appelé bourdonnet, avec les doigts et l'on en appliquera un autre par-dessus, plus large et plus épais. Enfin, on remplira toute la cavité de morceaux de ouate, et l'on placera au-dessus un dernier tampon très large et très épais, afin de former un petit monticule. Puis, au moyen d'une bande de linge quelconque, on enveloppera le tout en serrant fortement.

Hémostase par le garrot ou cravate de Mayor. — C'est un moyen facile à employer, mais qui a l'inconvénient de froisser quelquefois les chairs. Il consiste à faire, avec un linge ou lien quelconque, un circulaire à quelque distance au-dessus du point hémorragique ; ce lien est serré au moyen d'un bâton que l'on fait tourner, ce qui diminue, par conséquent, la longueur du dit lien (fig. 13).

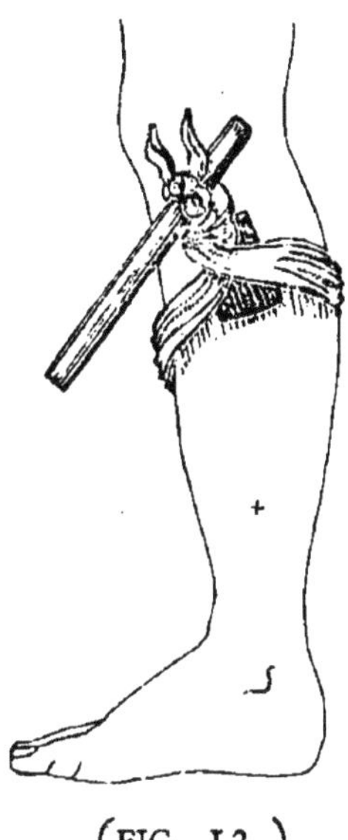

(FIG. 13.)

Il faut avoir soin de placer un coussin, fait avec du linge plié en plusieurs doubles, à l'endroit où passe l'artère, au-dessus de la blessure ; la compression sera plus efficace. On mettra également un tampon au-dessous du nœud de la cravate, afin de ne pas trop froisser le membre.

Hémostase par la pince à forcipressure. Ligature. — Ce n'est pas le moyen le plus facile, à mon avis ; néanmoins il faut l'étudier consciencieusement, puisqu'il sert à pratiquer la *ligature* ou la *torsion* de l'artère.

En disant que je trouve l'emploi de la pince difficile, je ne parle qu'à notre point de vue, et tout simplement parcequ'on ne peut s'exercer par avance.

Néanmoins je recommande de mettre dans la trousse que l'on emportera avec soi, au moins 2 pinces à forcipressure. Cette pince ressemble à des ciseaux longs ; les branches sont terminées du côté de la pointe par une partie plate, à rainures fines, que l'on nomme *mors*. Dès que l'on referme les branches, comme lorsqu'on veut couper avec les ciseaux ordinaires, un cran d'arrêt force ces branches à rester serrées l'une contre l'autre. On comprend de suite que si l'on pince l'orifice d'une artère coupée, le sang cessera de couler. Aussitôt l'on passe sous la pince un fil (de soie autant que possible), et on le noue sur l'artère, en serrant assez fortement. L'opération paraît très simple, et, en effet, elle devrait l'être, mais on éprouve souvent bien des difficultés, dues à plusieurs causes. La principale est lorsqu'on a affaire à une grosse artère comme l'humérale, par exemple, dont le diamètre est d'environ 6 millimètres. Certes, ce cas ne se présentera probablement jamais à propos d'accident de bicyclette ; néanmoins, dans une hémorragie de ce genre, la *torsion* dont je vais parler ne peut être pratiquée avec succès. C'est donc à la ligature qu'il faut avoir recours. Quant aux artères qui ont environ 4 millimètres de diamètre, et au-dessous, on peut employer un excellent moyen qui consiste à tordre l'artère ainsi que je vais l'expliquer. La *torsion*, due au chirurgien Amussat, se pratique de cette façon : Vous prenez avec la pince à forcipressure l'extrémité de l'artère, à son point de section, en évitant, bien entendu, de pincer en même temps une trop grande quantité de chair. Dès que les mors sont hermétiquement serrés, placez les trois premiers doigts de la main gauche à peu près au niveau de l'articulation de la pince ; puis, avec la main droite, faites tourner la pince qui naturellement force l'artère à se tordre. Au bout de 10 à 15 tours, l'extrémité de l'artère se brise au niveau des mors, et l'opération d'hémostase est terminée.

Il y a bien des systèmes de pinces à forcipressure : en anneau, en cœur, en T, etc. ; les mors sont plus ou moins allongés. Pour nous, il faut des pinces dont les branches ne soient pas trop longues, car nous n'avons pas acquis la dextérité que donne l'habitude. Choisissez aussi le système dont l'articulation puisse se démonter afin de la nettoyer facilement. Je recommande pour cela la pince de Collin. D'ailleurs, on trouve, chez les fabricants d'instruments de chirurgie, un choix qui permet de prendre le genre qui plaît le mieux.

Hémostase par compression élastique. — Il existe des bandes spéciales dont on se sert pour produire l'hémostase complète dans les cas d'amputation, par exemple. Sans employer les appareils et les méthodes inventées par les chirurgiens Esmarch et Nicaise, nous pouvons arriver aux mêmes résultats avec une simple bande de caoutchouc que l'on se procurera dans le commerce. Prenez cette bande, large de cinq centimètres au plus et longue d'un mètre 50 centimètres au moins. Placez le chef initial à environ 10 centimètres, plus si l'on peut, au-dessus du point hémorragique (fig. 14), et faites autant de circulaires

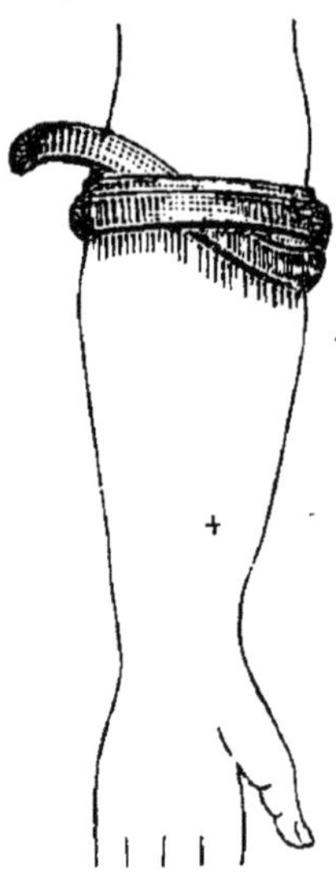

(FIG. 14).

que la bande le permettra Quant au chef terminal, vous le passerez entre le membre et la bande. Il va sans dire que les circulaires devront être faits en tirant légèrement le globe de la bande. On aura ainsi une compression tellement complète, qu'il n'y aura plus dans l'extrémité du membre aucune circulation sanguine. Aussi, avant d'appliquer la bande de caoutchouc, on aura soin d'élever le membre atteint, pour faire descendre le sang veineux et aussi pour atténuer l'écoulement artériel.

Je préfère de beaucoup la compression élastique, car elle ne produit pas le froissement des chairs, ainsi que le garrot, par exemple, peut l'occasionner.

De plus, une bande de caoutchouc de 1m50 de long sur 0m05 de large, lorsqu'elle est bien roulée, tient peu de place dans notre trousse, et son poids est absolument insignifiant. A la rigueur, une bretelle pourrait remplacer la bande élastique, si l'on était pris au dépourvu.

Hémostase au moyen de deux planchettes. — On remarquera que chaque fois qu'on se servira du garrot, de la bande élastique etc., pour opérer une compression circulaire sur un membre quelconque, il se produira rapidement un gonflement souvent considérable, provoqué par l'arrêt complet de toute circulation dans ce membre. Voici un moyen qui, sans remédier tout à fait à ce grand inconvénient, en retarde l'effet, tout au moins pendant quelque temps.

Prenez deux planchettes ayant de 30 à 35 centimètres de longueur sur 3 ou 4 de largeur. Aux deux extrémités de l'une d'elles, fixez solidement une ficelle ou un galon quelconque, ayant au moins cinquante centimètres de longueur. Vous appliquez cette planchette, toujours au-dessus de la plaie bien entendu, et perpendiculairement, c'est-à-dire en travers du membre, sur le trajet de l'artère. Placez l'autre planchette de la même façon, mais juste au-dessous du membre, à l'endroit correspondant de la première planchette. Aussitôt, vous prenez une des ficelles que vous attachez à l'extrémité correspondante de la deuxième planchette, et vous agissez pareillement avec l'autre ficelle. On comprend que de cette façon il n'y a plus de compression qu'à deux endroits du membre. On aura soin de placer entre la peau et les planchettes, un tampon d'ouate, d'étoupe ou de linge, afin d'éviter l'espèce de coupure qui se produit sur la peau, à l'endroit où se trouvent les bords des planchettes.

Pour augmenter la compression, s'il y a lieu, on se servira de la ficelle que l'on enroulera sur la seconde planchette, en serrant plus fortement. Ou bien, on prendra un bâton que l'on passera dans une des ficelles et que l'on fera tourner de la même manière que le bâton du garrot, décrit plus haut.

Nous étudierons maintenant les agents hémostatiques. Leur emploi n'est guère efficace dans les hémorragies un peu sérieuses, mais il faut les connaître et bien savoir les employer, afin de s'en servir dans les meilleures conditions possibles.

Agents hémostatiques. — Tout d'abord, on a préconisé l'emploi des solutions antiseptiques *très froides*, que je ne conseille pas trop, attendu qu'elles produisent une réaction parfois considérable, ce qui naturellement a pour effet reflexe d'occasionner de l'inflammation. On a indiqué aussi les solutions antiseptiques *chaudes*, à 50 degrés environ. Je leur donnerai volontiers la préférence ; malheureusement il n'est pas toujours facile de se procurer de l'eau chaude, même dans un village, et puis, l'ablution devant être non interrompue, il faudrait une trop grande quantité d'eau. Il faudra donc nous contenter de n'employer que des substances faciles à emporter ou à se procurer.

L'alcool (ou à son défaut *l'eau de-vie* ordinaire), pourra nous être très-utile, si l'on n'a rien autre sous la main ; comme il coagule l'albumine du sang, son pouvoir hémostatique n'est pas à dédaigner. Seulement il produit sur les plaies une sensation de cuisson assez vive. Comme mode d'emploi, imbibez d'alcool ou d'eau-de-vie un tampon d'ouate que vous appliquez sur la plaie saignante et que vous maintenez fortement avec une bande quelconque.

L'antipyrine est également un bon agent hémostatique ; on s'en sert pour saupoudrer les plaies saignantes. On peut encore, après avoir légèrement mouillé un tampon d'ouate, le rouler dans tous les sens dans de l'antipyrine et l'appliquer ainsi. Si l'on a de l'amadou, on peut aussi le mouiller et faire la même application qu'avec la ouate.

Le *perchlorure de fer* est encore, à mon avis, le meilleur styptique. J'avais eu l'occasion de l'employer, il y a quelques années, alors que j'étudiais seulement la petite chirurgie ministrante, et je ne trouvais que des qualités au *perchlorure de fer*. Peu à peu, je remarquai que la plus grande partie des auteurs (chirurgiens ou médecins), en décommandaient absolument l'usage, sous prétexte qu'il était d'un emploi extrêmement dangereux pour le malade. Je fis des recherches toutes spéciales à ce sujet, et je ne trouvai dans aucun ouvrage les raisons de cet ostracisme. Ce n'est qu'en août 1896 que j'eus enfin le renseignement que j'avais tant cherché.

Le Dr Laisney avait à arrêter une hémorragie veineuse qu'il n'avait pu faire cesser avec l'antipyrine et l'amadou. Il prit du *perchlorure de fer*, à mon grand étonnement ; et, comme toujours, le résultat fut satisfaisant. Je saisis l'occasion pour lui demander comment ce styptique pouvait provoquer des accidents Avec son extrême amabilité, le Dr Laisney m'expliqua ceci, sous quelques réserves cependant : Le *perchlorure de fer*, me dit-il, produit rapidement l'astriction et transforme, par ce fait, le sang en caillots.

Or, il pourrait arriver qu'un petit caillot pénétrât dans une veine et que, par suite du mouvement que le cœur imprime au sang, une espèce d'aspiration ne vînt entraîner ce caillot dans la circulation ; de là embolie, thrombose, etc. Mais, pour que ce fait se produise, il faudrait un concours de circonstances tellement extraordinaires, a-t-il ajouté, que ce cas ne doit se présenter que tout à fait exceptionnellement.

J'ai été très-heureux d'apprendre combien cet excellent agent hémostatique avait été injustement calomnié, et je me suis empressé de le faire rentrer dans la composition de mon sac de secours.

Néanmoins, si vous conservez quelques doutes, voici un mode d'emploi qui ne paraît offrir aucun inconvénient : Prenez un morceau d'amadou sur lequel vous verserez, suivant le cas, un certain nombre de gouttes de perchlorure de fer ; faites bien pénétrer le liquide au moyen d'une clé ou d'un petit morceau de bois quelconque, dont vous frappez l'amadou. En l'appliquant sur le point hémorragique, vous obtiendrez très-facilement l'hémostase.

Nous parlerons, dans un des chapitres suivants, de l'hémorragie nasale ou épistaxis, et j'indiquerai succinctement le moyen de faire rapidement le tamponnement des fosses nasales. Pour ce chapitre, nous en avons terminé avec l'hémostase, que l'on doit étudier scrupuleusement.

CHAPITRE V

Du relèvement et du transport des blessés.

Dès qu'une personne fait une chute, accourez auprès d'elle et demandez-lui *avant tout* si elle s'est fait mal, car vous ne devrez pas la mettre debout, si la réponse est affirmative, les conséquences qui en résulteraient pourraient être très-graves, dans le cas, par exemple, où une fracture se serait produite. Le cas serait même des plus sérieux s'il y avait fracture de la colonne vertébrale. En conséquence, si vous supposez la chute sérieuse, cherchez à connaître l'endroit douloureux, et examinez la position des membres.

J'aurais bien désiré donner la manière de reconnaître une fracture par la déformation du membre, mais je me suis trouvé arrêté par la complexité du sujet. L'étude des déformations, non-seulement nous entrainerait beaucoup trop loin, mais encore sortirait du cadre que je me suis tracé, lequel ne comporte pas les détails dont la difficulté exige l'habileté d'un praticien. Cette étude n'est pas du reste, pour nous, de première nécessité

En effet, une chute se produisant à bicyclette, il

est certain que la victime ne va pas toujours se trouver étendue sur le dos et immobile, attendant le résultat de notre examen. Non, la chute se fait en avant ou sur le côté, et il arrive presque toujours que l'homme et la machine tombent l'un sur l'autre. Par conséquent, les déformations sont bien difficiles à reconnaître tout d'abord.

Néanmoins, *ne relevez pas le blessé de suite*, j'insiste sur ce point. Priez-le doucement de remuer chacune de ses jambes et remarquez si les mouvements sont anormaux ou si, pire encore, il y a impotence fonctionnelle, car alors, à ce sujet, je préviens que si le blessé se trouve avoir les jambes paralysées, il est à craindre qu'il y ait fracture de la colonne vertébrale. Comme complément, j'ajouterai que presque toujours, lorsqu'il y a fracture de la colonne vertébrale, outre la paralysie des jambes, il y a émission d'urine. Dans ce cas, surtout, ne relevez pas le blessé, mais *glissez-le* avec de grandes précautions sur un brancard plat, peu ou pas matelassé; à défaut de brancard, une porte, un volet, etc. pourront rendre le même service.

Si le blessé a perdu connaissance, vous reconnaitrez plus facilement s'il y a attitude vicieuse. C'est alors que vous pourrez juger s'il y a fracture ou non; et il va sans dire que s'il y a fracture ou luxation aux membres *supérieurs*, vous ferez relever le blessé, dès que vous lui aurez fait reprendre connaissance, ainsi qu'il est indiqué plus loin au chapitre VI. Pendant le relèvement, occupez-vous du membre atteint que vous soutiendrez doucement dans la position qui sera la moins douloureuse.

Mais, si la fracture siège aux membres *inférieurs,* recherchez par le toucher l'endroit fracturé et opérez le relèvement *avec toutes les précautions possibles.* En effet, si vous remettez immédiatement debout une personne qui s'est brisé un des os de la jambe, il arrivera, 9 fois sur 10, que cet os déchirera les tissus, et fera une saillie au dehors occasionnant une plaie, qui sera alors très-délicate à panser.

Par conséquent, règle générale, lorsque vous supposerez une fracture à un membre inférieur, laissez le blessé couché à l'endroit où il se trouve; et, dès que vous aurez fait le pansement nécessaire, et immobilisé le membre, hâtez-vous de fabriquer un brancard avec ce que vous aurez à votre portée : des échalas, des branches d'arbres, une échelle, une large et longue planche, une porte, un volet, etc , etc. Sur route, 2 bicyclettes accouplées par des branches d'arbres liées aux guidons, aux cadres et aux selles, feront un mode de transport insuffisant, il est vrai, mais qui aura cet avantage de ne pas fatiguer de porteurs. On placera en travers, depuis les guidons jusqu'aux selles, le plus de branches, de feuillage ou de vêtements que l'on pourra; le blessé sera placé *en travers* de cette voiture improvisée, et quelqu'un le soutiendra en appuyant l'épaule et une main contre son dos, et ce, tout le long du trajet qui vous séparera de l'endroit où le blessé pourra être couché sur un lit, ou sur un véritable brancard. Pendant le temps du transport, l'ambulancier le plus expert aura soin de s'occuper, comme il l'a fait au moment du relèvement, à maintenir le membre blessé tout près de la fracture. Il commandera les manœuvres ; et, si le transport se fait sur un brancard quelconque, il choisira des porteurs autant que possible de la même taille, et auxquels il recommandera de rompre le pas ; l'un partira donc du pied gauche, pendant que l'autre partira du pied droit. Le transport au moyen d'une chaise sur laquelle le blessé est assis est extrêmement dangereux ; d'abord on soutiendra difficilement le membre blessé, puis les porteurs seront vite fatigués.

Je ne puis entrer dans plus de détails sur les moyens divers de fabriquer des brancards, mais les simples indications que je viens de donner suffiront, et votre ingéniosité viendra parfaire mon ébauche.

Une dernière recommandation : Si vous portez un blessé, placé sur un brancard quelconque, et que vous ayez à le monter dans un wagon ou dans un escalier, faites passer les pieds en premier. La position sera peut-être moins agréable pour le patient, mais elle sera moins dangereuse, attendu que s'il arrivait le moindre glissement, c'est le membre malade qui supporterait le poids du corps, ce qui provoquerait presque certainement une complication. Dans tous les cas, agissez doucement, sans précipitation, et adressez souvent au blessé quelques paroles consolantes.

CHAPITRE VI

Défaillances, Évanouissements, Syncopes Respiration artificielle.

Les causes de défaillances, évanouissements, etc., sont nombreuses et se présentent soit après un traumatisme, même lorsque la blessure n'a rien de grave, soit à la suite d'une impression ou émotion; ou encore par suite de fatigue, de mauvaise digestion, de ce qu'on appelle un chaud et froid ; soit enfin lorsqu'il y a trop longtemps qu'on n'a pris d'aliments.

Défaillance simple ou faiblesse. — Elle se reconnaît à la pâleur du visage d'abord; puis l'on voit les yeux s'encaver et le nez se pincer ; le front et les mains sont moites et même couverts de sueur ; enfin la respiration est irrégulière, anxieuse ; néanmoins il n'y a pas perte de connaissance.

Dans ce cas, il faut mettre le malade bien à l'aise, desserrer ses vêtements et l'étendre sur le dos bien horizontalement. Surtout il ne faut pas l'asseoir sur une chaise.

Dès que le malade est étendu, faites-lui respirer des sels ou de l'eau très-vinaigrée, et passez-lui constamment un linge humide sur le front. S'il ne s'y oppose pas, faites-lui boire quelques gorgées d'eau sucrée bien additionnée de cognac ou d'eau de mélisse. Ces seuls moyens réussissent presque toujours, mais si malgré cela le malade ne se remettait pas, il faudrait le traiter comme il est indiqué pour les cas ci-après :

Syncope, Évanouissement, Perte de connaissance. — Dès que les moyens employés pour combattre les défaillances n'ont aucun effet, c'est que le cas est plus sérieux qu'il ne le paraît, aussi doit-on y apporter toute son attention.

Il faut donner le plus d'air possible au malade, établir même un courant d'air; augmenter les frictions sur le front et sur les extrémités ; prendre un linge mouillé et frapper assez vigoureusement, l'un après l'autre, les deux côtés du cou, contre l'oreille ; frictionner avec force la région du cœur, sans trop appuyer cependant ; faire respirer du vinaigre, des sels ou de l'éther, si toutefois le malade aspire facilement; surtout pas d'ammoniaque.

Si la respiration paraît nulle, il faut recourir sans tarder aux moyens que l'on emploie pour les asphyxiés ou les pendus ; moyens qu'il est bon de connaître afin de bien les pratiquer le cas échéant ; je veux parler de la *respiration artificielle*.

Voici comment on agit, selon le procédé de Sylvester : Etendez le patient, débarrassé d'une partie de ses vêtements, sur un matelas, si possible, et placez-vous à sa tête et en arrière ; saisissez les deux avant-bras un peu au-dessous du coude ; écartez-les du corps et remontez-les en les étendant bien le long de la tête. Presqu'aussitôt cette extension, ramenez les poignets vers la poitrine, puis le long du corps. Recommencez ces mêmes mouvements sans brusquerie et en suivant la cadence de votre propre respiration, pendant aussi longtemps que vous le jugerez utile. Nous verrons plus loin comment on s'aperçoit du retour des mouvements respiratoires naturels.

Si vous pouvez vous faire seconder, votre aide emploiera le procédé du Dr Laborde, c'est-à-dire la *traction de la langue*. Cette manœuvre excellente consiste à saisir la langue soit avec les doigts, l'index dessous et le pouce dessus, soit au besoin avec une pince. Lorsqu'on se servira de ses doigts, on les munira ou d'un gant ou d'un morceau de linge, afin d'avoir plus de facilité dans la préhension. De plus, on placera sur un côté de la bouche du malade, entre les deux molaires, un objet quelconque, tel qu'un morceau de bois ou un bouchon, afin de prévenir les contractions involontaires qui pourraient se produire chez le malade, et qui auraient pour résultat de vous exposer à une morsure.

Dès que vous tiendrez bien la langue, tirez-la assez fort, hors de la bouche ; puis, faites-la rentrer assez profondément, et continuez cette manœuvre en rhythmant sur les mouvements des bras de la façon suivante : pendant l'élévation des bras, on fera la traction du dedans au dehors et, lorsque les bras redescendront vers le corps, on repoussera la langue dans le fond de la bouche.

Lorsqu'on peut compter sur le concours d'une troisième personne, on lui fera pratiquer la *compression de la poitrine*, ce qui se fait de la manière suivante: se placer devant le malade et appliquer une main ouverte sur chaque côté de sa poitrine, presque sous les bras. Lorsque ceux-ci seront baissés, on fera une compression latérale assez forte que l'on cessera, tout d'un coup, dès que les bras remonteront.

Ces trois moyens réunis, et pratiqués sans interruption, sont les seuls que nous pouvons nous permettre; d'ailleurs ils seront suffisants, s'il y a possibilité de ramener le malade à la vie.

On peut, en outre, produire avec un brin d'herbe ou une barbe de plume, par exemple, une excitation soit dans les fosses nasales, soit dans le fond de la gorge.

En tous cas, on ne devra cesser l'emploi de ces divers moyens que si l'on s'aperçoit de leur complète inutilité ; mais il faut une très-grande patience car on a vu des cas, très-rares il est vrai, où la respiration naturelle ne revenait qu'au bout de 4 ou 5 heures.

En général, on s'aperçoit que le malade donne signe de vie lorsqu'il se produit vers la poitrine une contraction faible ; puis, il survient une espèce de soubresaut très léger, suivi d'un véritable mouvement d'aspiration. Ne pas s'inquiéter autrement du temps, souvent très-long, que la respiration met à redevenir régulière.

Lorsqu'il vous arrivera de recourir à un aide, choisissez toujours quelqu'un qui ne soit pas brusque. Surtout, recommandez bien aux personnes qui entourent le malade qui vient de revenir à lui, de ne jamais s'en moquer, cela suffit souvent pour produire une espèce de crise de nerfs ; dans ce cas-là, l'attaque débute généralement par des pleurs. Je ne parle pas de l'attaque de nerfs proprement dite, je n'envisage que la crise produite par la contrariété que l'on fait éprouver au malade. Il ne va donc pas se débattre à terre, ni pousser des cris comme dans les crises de nerfs ordinaires ; non, il pleurera surtout, et il faudra non seulement le laisser pleurer mais encore lui adresser, de suite, des paroles de sympathie et d'encouragement; la crise cessera aussitôt. C'est là tout le traitement ; du reste, même dans les attaques de nerfs sérieuses, je le dis en passant, aucun traitement précis n'est indiqué. On fera en sorte que le malade ne se blesse pas, et l'on n'aura qu'à lui administrer une potion calmante que le médecin ou le pharmacien composera, selon le cas.

Les petits conseils que je viens de donner pourront paraître puériles à certaines personnes qui n'ont pas souvent donné leurs soins à des blessés ; je prétends, au contraire, qu'il faut bien les observer. J'ai toujours remarqué qu'après un accident, le malade avait, un peu plus tôt ou un peu plus tard, ce qu'on appelle une détente. Or, à ce moment-là, il faut absolument lui témoigner de la sympathie.

Pour terminer, je recommande de la façon la plus pressante, de s'opposer à ce qu'un cycliste qui vient d'avoir une défaillance, même légère, se remette en machine immédiatement. On devra l'obliger doucement à se promener un peu et à prendre un cordial quelconque. L'eau sucrée, fortement additionnée de cognac ou d'eau de mélisse, et qu'on lui fera prendre par gorgées fréquentes, est préférable à n'importe quelle autre boisson.

CHAPITRE VII

Crachements de sang. — Hémorragies nasales.

Crachements de sang. — Il arrive souvent qu'après une chute on crache du sang ; s'il provient de la bouche, soit qu'une dent ait été atteinte, ou qu'on se soit mordu la langue, ce n'est pas grave ; il en est de même, naturellement, si le sang vient du nez et qu'il sorte par la bouche. Il n'y a qu'à se laver avec de l'eau fraîche, ou légèrement alcoolisée, ou encore avec de l'eau boriquée.

Mais le sang peut provenir de la gorge, il est alors peu épais et d'un rouge vif ; ou bien il peut provenir de l'estomac et il est alors noirâtre et très-épais. Dans ces deux cas la gravité est beaucoup plus grande, car il y a, soit une fracture de côtes avec pénétration de fragments dans le poumon, soit une fracture du crâne, soit une lésion interne quelconque qu'un médecin seul peut découvrir. Le blessé doit, dans ces divers cas, rester immobile et l'on doit observer autour de lui un silence absolu. On lui fera prendre, si toutefois la chose est possible, de l'eau froide par petites gorgées mais très-fréquemment. Si l'on peut se procurer de la glace, on la pilera par petits morceaux que l'on fera avaler au malade en petite quantité toutes les deux ou trois minutes. Un médecin doit être appelé le plus promptement possible.

Hémorragie nasale ou Epistaxis.— Lorsque l'hémorragie paraît être sans gravité, on pourra tenter de l'arrêter par les moyens connus, c'est-à-dire : Elévation brusque des bras, pincement des narines, application d'un objet froid dans le dos, reniflement d'eau froide, etc , etc. Mais, si l'écoulement de sang continue sans intermittence et d'une façon inquiétante, il faudra pratiquer un tamponnement des fosses nasales.

Cette opération, que je fais un peu différemment du tamponnement classique, se pratique de la façon suivante : Prenez un fil ayant une longueur d'environ 40 centimètres ; attachez, en son milieu, un tampon d'amadou hémostatique, ou mieux de ouate légèrement imbibée de perchlorure de fer, puis faites pénétrer ce tampon dans la narine. La pénétration se fera soit avec une pince, soit avec un mince morceau de bois bien arrondi. Aussitôt que le tampon sera entré à 1 ou 2 centimètres de profondeur, continuez à enfoncer, non plus de bas en haut, mais presqu'horizontalement et jusqu'à ce que la pénétration soit d'environ 5 centimètres. Cela produit, il est vrai, une assez grande gêne dans la région de la gorge et du palais, mais le moyen est excellent et facile ; il faut donc que le patient se résigne à subir cette légère souffrance.

Ce n'est pas tout ; il faut continuer à faire d'autres tampons que vous ferez pénétrer, comme précédemment, en les plaçant entre les deux bouts de fil dont les deux extrémités pendent. Ce n'est qu'après avoir complètement rempli les narines que l'on a terminé l'opération. On maintient ce pansement en liant les deux bouts de fil contre le dernier tampon. Le malade devra conserver ce pansement aussi longtemps qu'il le pourra. Il attendra, en tous cas, trois heures au minimum avant de toucher au tamponnement. Le retrait doit se faire avec précaution, surtout pour le dernier, lequel devra venir avec l'aide seule du fil que l'on tire doucement. Il est inutile d'ajouter que si l'on s'aperçoit, après avoir retiré quelques tampons, que l'écoulement de sang recommence, on s'empressera de laisser tout en place et de remettre ceux qu'on avait déjà retirés.

CHAPITRE VIII

Essoufflement. – Insolation. Ivresse. – Morsures et Piqûres, – Préceptes divers.

Essoufflement.— Chacun sait qu'à bicyclette, lorsqu'on monte une côte ou que l'on accélère trop l'allure, on éprouve ce que l'on appelle de l'essoufflement. Ne persistez pas, attendu que la suffocation arrive vite, et alors des troubles très-sérieux peuvent survenir. Il y a obstacle à la circulation du sang et tout est à craindre. Si vous avez à donner des soins à une personne ainsi suffoquée, faites-lui prendre quelques gouttes (10 à 15) d'éther sur un morceau de sucre déjà mouillé avec de l'eau. Si l'essoufflement persiste, malgré un repos de quelques minutes, faites une application de compresses d'eau glacée sur la région du cœur.

Si la respiration vous paraît très-bruyante et qu'il y ait de l'éblouissement, une congestion cérébrale est à craindre

Dans ce cas, appliquez sur le front des compresses froides, que vous imbibez constamment. Si vous pouvez vous procurer des sinapismes Rigollot, placez-en un entier sur chaque cuisse ou sur les mollets.

Le médecin seul peut juger si l'application de sangsues, derrière les oreilles, est nécessaire.

Ne les appliquez jamais vous-même, à moins que vous ne sachiez comment on les place, comment on les retire et ensuite comment on arrête l'écoulement sanguin, produit par la petite plaie triangulaire faite par la sangsue.

Insolation. — Il arrive souvent que si l'on est exposé à un soleil ardent, on attrape ce que l'on appelle un *coup de soleil.* Cela n'a rien de grave et se traite simplement au moyen d'application de compresses d'eau fraîche. Le léger érysipèle qui se produit ne doit pas inquiéter ; néanmoins on devra rentrer chez soi le plus vite possible.

Lorsque le coup de soleil se produit sur la tête, il arrive neuf fois sur dix, ce que l'on appelle une *insolation.* Le cas peut devenir grave, attendu qu'il survient fréquemment une maladie cérébrale. Il faut sans tarder appeler le médecin ; et, en attendant, transporter le malade dans un endroit frais. On desserrera ses vêtements et l'on multipliera les ablutions d'eau fraîche sur la tête. On pourra mettre, sur le front et derrière les oreilles, des compresses d'eau sédative, si l'on peut s'en procurer. Dans ce cas, faire attention qu'il n'en coule pas dans les yeux. On applique également des sinapismes aux mollets, et l'on fait des frictions humides sur la région du cœur.

Ivresse. — Vous rencontrerez, malheureusement assez souvent, certains coureurs, voire même des touristes, qui, pour se donner une vigueur passagère, auront absorbé, en trop grande quantité, des boissons alcooliques et se trouveront en état d'ivresse.

J'ai été plusieurs fois témoin de ce fait dans les vélodromes, et, chaque fois que je l'ai pu, j'ai fait prendre, sous un prétexte quelconque, quelques gouttes d'ammoniaque dans de l'eau. C'est un remède connu et dont certains auteurs ont nié l'efficacité; il provoque des vomissements. La dose varie, selon le cas, entre 5 et 20 gouttes que l'on verse dans de l'eau sucrée. Je conseille cependant de ne jamais dépasser 15 gouttes, et de ne pas faire prendre toute la dose d'un seul trait. Lorsqu'on a de la glace à sa disposition, on en met quelques petits morceaux dans un verre et l'on verse dessus une quinzaine de gouttes d'ammoniaque.

Ce moyen est bon à employer surtout avec les personnes que l'ivresse rend ombrageuses.

En passant, je dirai que si les boissons alcooliques sont contraires aux coureurs de profession, il n'en est pas de même pour les touristes. En effet, si certains physiologistes ont prétendu que l'alcool n'était pas un aliment, certaines sommités médicales, parmi lesquelles je citerai Bouchardat et Dujardin-Beaumetz, ont soutenu que, non seulement l'alcool était un aliment, mais encore que c'était un aliment antidéperditeur et tonique. Après tout, ne l'ordonne-t-on pas fréquemment comme antithermique ? Donc, en m'appuyant de l'autorité des docteurs précités et d'autres encore, je conseille au touriste l'usage, très-modéré bien entendu, des boissons alcooliques.

Il est indéniable que l'alcool agit sur les centres nerveux ; mais, en quantité raisonnable, il est à peu près inopérant de ce côté et ne nous fournit que ses qualités toniques.

Pour conclure, je recommande les grogs chauds ou froids, contenant la valeur d'un petit verre à liqueur de cognac pour les deux tiers d'un verre d'eau sucrée.

Morsures de vipère. — On reconnait la vipère de nos régions non pas tant à sa couleur, qui est variable, qu'à la conformation de sa tête, triangulaire, aplatie et terminée en forme de museau. Dès que l'on est mordu par ce reptile, on ressent une douleur caractérisée par une cuisson très-vive et qui s'étend souvent fort loin. Le membre se tuméfie rapidement, il se forme fréquemment des phlyctènes, mais il arrive aussi quelquefois que la morsure est à peine visible. La mâchoire de la vipère est pourvue de deux crochets qui contiennent du venin, et la piqûre produite par ces crochets, aussi peu importante qu'elle puisse paraître, est extrêmement dangereuse, aussi faut-il se hâter d'agir.

Tout d'abord, faites une ligature avec le garrot, ou la bande élastique fortement serrée, au-dessus de la plaie. Si l'on est certain de n'avoir dans la bouche aucune érosion, on peut sans crainte faire une succion à l'endroit de la morsure. Cette succion, je le répète, est sans danger dès que la bouche est exempte d'écorchure, attendu que l'expérience a démontré que des hommes, et certains animaux, ont digéré les venins réunis de six vipères sans ressentir le moindre malaise. La succion est donc un excellent moyen. S'il survient une syncope et qu'il y ait de l'engourdissement ou un gonflement considérable, il est urgent d'appeler un médecin. Faites en sorte que le malade soit au repos ; on pourra aussi lui donner de l'éther. La cautérisation au fer rouge s'impose. L'ammoniaque est dit-on sans grand effet, cependant on fera bien d'en faire une sérieuse application exactement sur le point mordu.

Dans le cas où l'arrivée d'un médecin peut être tardive, prenez un bistouri ou un simple canif et faites de suite, à l'endroit de la morsure, une petite incision cruciale, soit pour mieux faire saigner la plaie en la pressant, soit pour y appliquer un fer rouge. Si vous avez du feu à votre disposition, faites rougir un bout de fer quelconque et servez-vous-en pour faire une cautérisation sérieuse ; plus le fer sera chauffé, moins la cautérisation sera douloureuse. Aussitôt après cette opération, mettez de chaque côté, et tout contre la plaie, une compresse bien imbibée d'ammoniaque mélangée à deux fois son volume d'huile d'olive. On pourra faire prendre au malade en deux ou trois fois, à cinq minutes d'intervalle, la valeur d'un verre d'eau sucrée fortement additionnée d'eau de fleur d'oranger, et auquel mélange on aura ajouté 5 ou 6 gouttes d'ammoniaque. Je me suis un peu étendu sur ce sujet, sachant, par ma propre expérience, que les vipères se rencontrent plus souvent qu'on ne le croit sur le bord des routes. Un cycliste devra toujours bien explorer l'endroit où il désirera se reposer.

Les *morsures* faites par un *chien* se traitent de la même façon que les plaies contuses ou par arrachement. Lorsque le chien paraît être atteint de la rage, la morsure se traite comme celle de la vipère. Appelez de suite un médecin.

Quant aux *morsures* faites par un *cheval*, il faut les soigner très consciensciеusement, attendu que si vraiment le tétanos est d'origine équine, il y a lieu de se mettre en garde contre ses atteintes. On se souviendra de ce qui a été expliqué dans un précédent chapitre, pour approprier tel pansement que comportera la blessure.

Piqûres d'insectes. — La première chose à faire lorsqu'on est piqué par un insecte à aiguillon, c'est de se débarrasser de ce dard. On se servira de pinces, autant que possible. Versez aussitôt sur la petite plaie quelques gouttes d'ammoniaque, que vous ne laisserez pas très longtemps en contact avec la peau, afin d'éviter les escarres.

La tuméfaction qui se produit et qui occasionne des démangeaisons insupportables, sera constamment lotionnée avec le mélange suivant : Dans un demi-verre d'eau, versez un petit verre de cognac et ajoutez 10 gouttes d'ammoniaque.

J'ai remarqué que fréquemment, en rentrant d'une promenade à bicyclette, surtout si elle a été assez longue et si le vent a fouetté la figure, il se produit soit de l'inflammation aux *yeux,* soit de la tuméfaction aux *gencives.*

Je conseillerai, dans le 1er cas, de se laver les *yeux* avec de l'eau très-chaude, dans laquelle on aura versé la sixième partie seulement de son volume de la solution de sublimé au milième. On se trouvera bien d'ajouter un peu d'acide borique. Renouveler le lavage le soir en se couchant, et le lendemain matin si l'inflammation persiste.

Pour les *gencives*, j'ai vu très-souvent que la tuméfaction, non-seulement causait des douleurs de dents, mais encore amenait la formation d'abcès Aussi, lorsqu'on a été fouetté par le vent et que, rentré chez soi, l'on ressent une douleur sourde aux gencives, je recommande le traitement suivant : Prendre un petit morceau d'ouate que l'on enroule au bout d'une aiguille à tricoter, par exemple; tremper ce petit tampon dans de la teinture d'iode et se badigeonner légèrement les gencives. L'iode est un excellent résolutif, mais il faut l'employer avec pré caution et surtout ne pas s'en mettre ni sur les lèvres, ni contre le palais. De plus, il ne faut recommencer un 2e badigeonnage que 24 heures après le 1er ; la teinture d'iode, contenant 10 grammes d'iode dissous dans 120 grammes d'alcool à 90 degrés, on comprend combien ce composé est corrodant.

On éprouvera, en outre, un très-grand soulagement en employant les *fumigations*. Le moyen le plus simple est celui-ci : Faites bouillir, pendant 15 à 20 minutes, dans une casserole quelconque, environ 7 à 800 grammes d'eau, dans laquelle vous aurez mis 15 grammes de racine de guimauve et la moitié d'une tête de pavot. Puis, jettez une poignée de fleurs de sureau, et, aussitôt, couvrez et retirez du feu. Deux ou trois minutes après découvrez et mettez la tête au-dessus de la vapeur qui se dégage. Afin que cette vapeur pénètre bien les tissus de la face et de la bouche, couvrez-vous la tête d'une serviette qui enveloppera, en même temps, le récipient d'où s'échappe ladite vapeur; laissez la bouche entr'ouverte, et respirez ainsi pendant environ un quart d'heure, c'est-à-dire tant que cette fumigation conservera sa chaleur. On peut renouveler les fumigations plusieurs fois par jour, et la même préparation peut servir deux fois, en la faisant fortement chauffer à nouveau.

Il va de soi qu'il ne faut pas s'exposer à l'air froid, aussitôt *après une fumigation.*

Puisque je viens de parler des dents, je veux dire quelques mots de la bouche.

On vient, par des examens récents, d'avoir la certitude que la bouche est, par sa constante humidité et sa chaleur égale, un endroit des plus fovorables au développement des germes pathogènes.

C'est pourquoi, soit dit en passant, la baudruche ou le taffetas d'Angleterre qu'on applique sur une petite plaie, ne doivent jamais être mouillés avec de la salive.

Je recommande donc de faire très-fréquemment une véritable aseptie de la bouche. On choisira une brosse à dents très douce, de préférence en poils de blaireau, et l'on se fera, aussi souvent que possible, un nettoyage complet de toutes les cavités buccales. Les dentifrices liquides ont l'avantage de ne pas laisser, comme les poudres, des parcelles qui peuvent irriter les gencives

On se rincera la bouche avec de l'eau additionnée de 4 ou 5 gouttes d'acide phénique par demi-verre d'eau.

En cas de *douleur au genou*, résultat d'une trop longue promenade, je conseillerai les frictions soit avec l'alcool camphré, soit avec de l'eau-de-vie ou du rhum Faire chauffer la flanelle qui servira à la friction. Se reposer sera encore le plus sûr remède

Contrairement à certains préceptes, qui sont assez de mode, en ce moment, je ne conseille pas, au retour d'une excursion, de se livrer à des *ablutions trop abondantes*.

Il suffira d'obéir aux simples règles de la propreté : lavage de la face, du cou et des mains, avec de l'eau additionnée de quelques gouttes d'eau de Cologne. Certes, après une longue étape, je recommande volontiers un *bain complet* ; mais, pour ce qui est de toutes les diverses fantaisies hydrothérapiques, je prétends que si l'hygiène ordonne quelquefois, et avec raison, l'hydrothérapie, c'est bien souvent aussi à la mode et au luxe qu'on obéit en l'employant.

Je ne vais pas rééditer, ici, tous les conseils d'hygiène et autres que l'on ne décesse de donner aux cyclistes. Les publications périodiques, les annuaires, etc. indiquent les règles que l'on devrait suivre pour éviter les refroidissements, les fatigues, les déperditeurs, en un mot tout ce qui peut nous causer un préjudice quelconque. Espérons aussi que bientôt nous rencontrerons, de la part du public en général, et des habitants de la campagne en particulier, un peu plus de tolérance à notre égard. Mais, après tout, si les villageois nous regardent d'un si mauvais œil, c'est absolument de notre faute.

Sur dix cyclistes, il y en a huit qui se figurent être les maîtres de la route. Et vous croyez qu'en passant à toute allure dans les rues de village, vous agissez pour la plus grande gloire du cyclisme ! Détrompez-vous.

En effet, vous troublez tous les jours la quiétude du campagnard. Les vieillards et les enfants ignorent le trottoir et risquent constamment d'être atteints, même par les sages du cyclisme.

Par conséquent, dans l'intérêt de tous, sachons, le cas échéant, modérer notre allure et, surtout, sachons être polis.

C'est le dernier conseil que je vous donne, car c'est par la politesse que vous obtiendrez, d'abondance, une hospitalité précieuse s'il vous survient un accident. Que tout au moins, en pareil cas, nous n'entendions plus dire : *C'est bien fait* !

CHAPITRE IX

Des Empoisonnements et des Contrepoisons.

Bien qu'une étude sur les empoisonnements sorte un peu de notre cadre, je crois utile d'y consacrer un chapitre spécial ; ce, pour plusieurs raisons :

D'abord, les cas d'empoisonnements sont assez fréquents ; puis, à la campagne, il n'est pas toujours facile de trouver immédiatement un médecin ; or, ces accidents demandent des soins urgents puisque, dans bien des cas, l'empoisonnement cause la mort ; puis, enfin, notre devoir est de porter secours chaque fois que nous pourrons, utilement, mettre à profit les connaissances que nous aurons acquises. Je ne puis indiquer, bien entendu, que les premiers soins à donner au malade, attendu que le médecin doit être appelé immédiatement, même si le malade ne souffre plus

Pour plus de facilité dans les recherches, j'ai choisi l'ordre alphabétique, et j'ai indiqué, non seulement le traitement, mais encore les symptômes principaux, afin d'éviter les erreurs dans l'administration de tel ou tel antidote.

En outre, il m'a paru très-important d'indiquer à

partir de quelle dose une substance devient toxique. De cette façon, chaque fois que l'on connaîtra la quantité qui a été ingérée, on pourra juger si l'on est en présence d'un empoisonnement anodin, aigu ou suraigu. On agira donc en conséquence pour approprier le traitement et doser le contrepoison.

Mes indications de toxicité seront forcément approximatives, car il est impossible de bien préciser, chaque substance agissant différemment, selon l'âge, selon le sexe, selon qu'il est absorbé pur ou dilué dans un liquide quelconque, etc., etc.

Il faut donc, pour nous qui ne *devons pas* et qui d'ailleurs ne *pouvons pas* nous substituer au médecin, agir avec une excessive prudence dans l'administration du médicament agissant comme antidote.

Acide arsénieux.

Toxicité relative : trois centigrammes.

Symptômes. — Douleur brûlante à l'estomac. Nausées. Vomissements souvent striés de sang et affectant diverses couleurs : noir, bleu ou vert, puis blanchâtre en dernier lieu. Respiration pénible s'accompagnant de constriction à la gorge. Bouche sèche. Soif ardente. Peau froide et humide. Quelquefois salivation, rétention d'urine et éruption cutanée. Souvent aphonie. Collapsus.

Traitement — Vomitifs. Eau chaude en abondance, dès que le vomitif a produit son effet. Magnésie calcinée à volonté. Huile en quantité. Blancs d'œufs délayés dans une copieuse tisane d'orge.

Lorsqu'il y a de l'affaissement, il faut stimuler le malade par des frictions et l'entourer de couvertures très-chaudes.

Acide carbonique.

Symptômes. — Mal de tête assez violent avec engourdissement et bourdonnements d'oreilles. Perte progressive de la force musculaire jusqu'à l'affaissement complet et l'insensibilité. Respiration haletante. Battements de cœur. Visage et corps livides.

Traitement. — Mettre le malade dans un courant d'air. Frictions pour amener la chaleur aux jambes et aux mains. Faire respirer de l'ammoniaque. Pratiquer la respiration artificielle.

Acide cyanhydrique ou prussique

Toxicité : une goutte.

Symptômes. — Regard fixe, perçant, supportant

une vive lumière sans la moindre sensibilité. Respiration irrégulière, semblant parfois s'arrêter complètement. Peau froide et couverte d'une sueur sirupeuse. Convulsions très-rarement.

Traitement. — Vomitifs énergiques. Eau additionnée de quelques gouttes d'ammoniaque, par verre. Si le malade a la gorge serrée au point de ne pouvoir avaler, inhalations d'ammoniaque et lavements aiguisés de quelques gouttes d'ammoniaque. Aspersion d'eau froide au-dessous de la gorge, puis aussitôt frictions vives avec une flanelle très-chaude. Respiration artificielle.

Acide nitrique ou azotique (pur).

TOXICITÉ RELATIVE : quelques gouttes.

Symptômes. — Douleur très-forte de la gorge à l'estomac. Vomissements contenant des matières remplies de sang noir et ayant une odeur particulière. La peau se couvre d'une sueur visqueuse. Coliques. Soif violente. Déglutition presqu'impossible. Aphonie à peu près complète.

Traitement. — Eau en très-grande quantité, dans laquelle on fera dissoudre du savon. Magnésie calcinée. Bicarbonate de soude. Lait. Huile. Blancs d'œufs battus avec de l'eau.

Acide oxalique (sel d'oseille).

TOXICITÉ RELATIVE : deux grammes.

Symptômes. — Douleur brûlante à l'estomac. Vomissements liquides contenant du sang noirâtre. Accès de toux. Souvent diarrhée. Resserrement de la gorge. Quelquefois crampes dans les membres avec accès tétaniques. La mort peut arriver instantanément.

Traitement. — Ne donner que de la chaux ou du blanc d'Espagne délayés dans du lait ; puis 30 grammes d'huile de ricin. Eau et lait à volonté.

Acide phénique (liquide P E.).

TOXICITÉ COMPLÈTE : quelques gouttes.

Symptômes. — Douleur brûlante de la bouche à l'estomac. Les parois de la bouche et la langue deviennent immédiatement blanches et rugueuses. Le corps se couvre d'une sueur sirupeuse, se refroidit et prend une couleur blafarde. Respiration très-atténuée bien qu'assez rapide. Si tout d'un coup le malade paraît revenir à lui, se hâter d'agir, car le mieux, dans ce cas, est un précurseur de la mort.

Traitement. — Vomitifs. Eau tiède en grande quantité dans laquelle on aura fait dissoudre du sulfate de magnésie (20 à 25 grammes dans un litre d'eau). Blancs d'œufs battus dans de l'eau. Huile (3/4 de verre). Grog chaud très-fort en eau-de-vie. Frictions pour ramener la chaleur aux extrémités

---

Acide prussique (*Voyez Acide cyanhydrique*)

Acide sulfurique.

TOXICITÉ RELATIVE : quelques gouttes.

Symptômes. — Sensation de brûlure vive de la bouche à l'estomac Vomissements striés de sang noirâtre. Convulsions. Tétanos. L'estomac se perfore rapidement. Peau froide, blanche et humide.

Traitement. — Eau en grande abondance; y ajouter soit de la chaux soit du savon Bicarbonate de soude dissout dans de l'eau. Huile. Lait. Blanc d'œufs.

Aconit (poudre de feuilles d').

TOXICITÉ : quarante centigrammes environ.

Symptômes. — Aigreur vive à l'estomac. La langue et les parois de la bouche sont irritées. Gorge serrée éprouvant constamment le besoin d'avaler. Les extrémités des membres (les doigts de la main surtout) éprouvent des chatouillements, puis la sensibilité générale disparait. Vomissements quelquefois. Lorsqu'apparaît une transpiration glacée qui couvre le corps, et que le malade essaie de se raidir ou de se lever, c'est l'avant-coureur de la mort.

Traitement. — Vomitifs énergiques ; puis étendre le malade horizontalement. Lavement à eau tiède dans laquelle on aura ajouté 15 à 18 gouttes de teinture de belladone. Si le malade peut avaler, lui donner un grog très-fort en alcool. Frictions énergiques pour ramener la chaleur aux extrémités notamment. Surveiller le pouls, car s'il est trop irrégulier, administrer toutes les demi-heures un gramme de teinture de digitale. Si la respiration est lente et difficile, si le malade n'entend plus rien et si la sensibilité disparaît, pratiquer la respiration artificielle pendant une demi-heure sans disconstinuer et la reprendre, s'il le faut, pendant une autre demi-heure et même une heure.

Alcool.

Symptômes. — Marche titubante. Yeux hébétés mais souvent injectés. Haleine forte.

La face change de couleur et passe généralement

du rouge au blanc livide. Puis les convulsions surviennent fréquemment, suivies d'un affaissement complet.

Traitement. — Déshabiller le malade et flageller vigoureusement les bras et les mains ainsi que les jambes et les pieds, avec un linge humide ; application de serviettes chaudes. Frictions. Infusion assez forte de café ou de thé qu'on administrera chaud. Faire respirer de l'ammoniaque très-fréquemment. Pour les cas moins graves, c'est-à-dire *ivresse* simple, voir au chapitre VIII.

Ammoniaque

TOXICITÉ. — Dans un verre d'eau, quarante gouttes ; pur, quelques gouttes.

Symptômes— Douleurs brûlantes de la bouche à l'estomac. Des morceaux de peau se détachent de la langue et des lèvres. Vive tuméfaction. Salivation. Accès violents de toux. Suffocation. Refroidissement commençant aux extrémités et gagnant presque tout le corps. Les yeux pleurent fréquemment, sont petits et expriment l'épouvante. Difficulté de parler. La mort survient rapidement.

Traitement. — Acide acétique ou vinaigre ou jus de citron dans de l'eau en grande quantité.

Huile. Lait Eau albumineuse. Si le malade ne peut rien prendre, faire respirer constamment du vinaigre sur une éponge ou un linge. Dans les cas graves un médecin pourra pratiquer la trachéotomie

---

Belladone (Poudre de feuilles de)

TOXICITÉ : Complète, 40 à 50 centigrammes ; incomplète, 20 centigrammes.

Symptômes. — Bouche et gorge sèches Yeux hagards, sortant de l'orbite. Délire. Le malade parle beaucoup et d'une façon incohérente. Marche titubante. Insensibilité de la vue qui est complètement troublée.

Traitement. — Vomitifs. Bains de pieds avec 150 grammes de farine de moutarde. Si le malade est trop agité, application de sinapismes. Infusion forte de café chaud. Frictions chaudes aux extrémités. Inhalations d'éther. S'il y a éruption de boutons, envelopper le malade avec des couvertures chaudes.

Benzine

TOXICITÉ RELATIVE.— Une cuillerée à café.

Symptômes. — Sommeil agité de mouvements

nerveux souvent très-violents. Convulsions. Les yeux sont grands ouverts. Respiration irrégulière et difficile. Extrémités froides. Surveiller le ballonnement du ventre qui est le précurseur de la mort.

Traitement. — Vomitifs. Grog très-fort en alcool. Inhalations d'ammoniaque ou d'éther. Flagellation au-dessous de la gorge avec un linge mouillé d'eau froide, puis d'eau chaude. Si la respiration devient très-faible, pratiquer la respiration artificielle assez vigoureusement. Surveiller les mouvements du cœur.

Camphre

TOXICITÉ : complète, 4 grammes ; incomplète, 2 grammes.

Symptômes. – Douleurs de tête. Démarche chancelante. Yeux troubles. Quelquefois syncope. Haleine forte. Le malade prononce des paroles incohérentes. Contractions de la face. Peau glacée. Emission d'urine. Respiration saccadée. Ne pas s'inquiéter si le malade s'endort, à moins que la peau ne reste sèche.

Traitement. — Vomitifs. Faire respirer seulement soit de l'éther soit de l'alcool. Frictions chaudes et énergiques. Flagellations avec une serviette mouillée d'eau froide puis d'eau chaude. Bien envelopper le malade de couvertures très-chaudes.

Champignons

Symptômes. — Ne se manifestent quelquefois qu'après la digestion, par des nausées, coliques d'une extrême violence, sueurs froides, souvent vomissements et diarrhée. Bouche sèche. Convulsions.

Traitement. — Si la digestion n'est pas complètement terminée, vomitifs énergiques (6 à 8 centigrammes d'émétique dans un verre d'eau). Dans le cas où le malade a mangé les champignons vénéneux depuis plusieurs heures, administrer: Purgatifs (huile de ricin, 40 grammes). Bicarbonate de soude. Camphre (5 centigrammes dans un verre d'eau). Café ou thé chaud et très-fort. Lait. Grog chaud contenant 3 petits verres de rhum pour un verre d'eau. Frictions très-chaudes sur l'abdomen, avec une flanelle imbibée de rhum ou d'eau sédative. Lavements.

Chloroforme

Toxicité relative : à partir de 1 gr. 50 centigr.

Symptômes. — Haleine forte. Sensation de brûlure de la gorge à l'abdomen. Peau froide. Etourdissements. Yeux fixes, 9 fois sur 10. Vomissements dans certains cas seulement. Affaissement général.

Traitement. — Vomitifs, de préférence avec de l'ipéca. Eau tiède. Exciter constamment le malade. Frictions énergiques, à l'alcool camphrée si l'on veut. Sinapismes aux cuisses et aux mollets. Une cuillerée à café d'eau sédative dans un verre d'eau produit souvent un excellent effet.

Cigüe (Poudre de)

Toxicité relative : Cinquante centigrammes.

Symptômes. — Marche chancelante par suite de la perte des forces musculaires des jambes. Paralysie envahissant généralement tout le reste du corps. Yeux fixes. Vision complètement trouble. Déglutition très-pénible. Respiration difficile.

Traitement. — Vomitifs très-énergiques, à l'ipéca de préférence. Infusion très-forte de thé. Inhalations d'ammoniaque. Frictions chaudes très-vigoureuses. Respiration artificielle.

Cuivre (Sulfate de)

Toxicité relative : Un gramme.

Symptômes. — Coliques violentes. Gorge serrée. Haleine assez forte. Vomissements Ténesme. Soif. Mal de tête. Etourdissements. Respiration difficile. Sueurs froides.

Traitement. — Vomitifs. Eau tiède en abondance. Lait en grande quantité. Mettre sur l'abdomen un large cataplasme de farine de graine de lin laudanisé.

Cyanure de potassium

Toxicité relative : Huit centigrammes.

Symptômes — Surviennent immédiatement après la déglutition. La bouche s'emplit de liquide mousseux. La face se contracte horriblement; le corps se raidit par mouvements convulsifs. Respiration haletante et entrecoupée par des spasmes.

Traitement. — Vomitifs énergiques. Ammoniaque dans de l'eau. Éther. Faire respirer de l'ammoniaque sur un linge. Grogs très-forts en eau-de-vie. Flagellation ou affusions sous la gorge, avec un linge mouillé tantôt dans l'eau chaude, tantôt dans l'eau froide. Pratiquer la respiration artificielle.

Émétique

TOXICITÉ RELATIVE. — 0 gr. 30.

Symptômes. — Nausées. Vomissements ayant une forte odeur métallique. Violentes douleurs à l'estomac. Coliques et diarrhée. Douleurs de tête. Gorge serrée rendant quelquefois la déglutition impossible. Fourmillements dans les mains et les pieds. Respiration difficile. Affaiblissement complet. Souvent le corps se couvre de boutons.

Traitement. — Eau tiède en abondance. Infusion de café fort en assez grande quantité. Eau albumineuse. Frictions très-chaudes, puis bien couvrir le malade avec des couvertures chauffées.

Éther (asphyxie par l')

TOXICITÉ DANGEREUSE : à partir de quatre minutes consécutives d'inhalation.

Symptômes. — Communs à toutes les asphyxies. L'Éther, respiré en trop grande quantité, désoxygène.

Traitement. — Établir un courant d'air. Débarrasserle malade des vêtements qui le couvrent depuis la gorge, jusqu'au dessous de l'ombilic. Pratiquer la respiration artificielle qui peut, dans ce cas, ne produire d'effet qu'après 2 heures de manœuvres. Opérer notamment la traction de la langue et bien nettoyer la bouche.

Fowler (Liqueur de)

TOXICITÉ : Quarante gouttes.

L'empoisonnement par ce liquide étant dû à la présence de l'*arsenic*, voir à ce mot les symptômes et le traitement

---

Gaz d'éclairage

Symptômes. — Mal de tête intense. Etourdissements. Abattement. Yeux grands ouverts. Respiration presque nulle par moments. Haleine forte. Convulsions presque toujours.

Traitement. — Etablir un courant d'air. Inhalations d'ammoniaque. Respiration artificielle Frictions sur la poitrine avec un linge trempé tantôt dans l'eau froide, tantôt dans l'eau chaude.

BIBLIOTHÈQUE NATIONALE R.F. IMPRIMÉS

Morphine.

TOXICITÉ RELATIVE ET VARIABLE : à partir de huit centigrammes, en une seule fois Je ne traite, ici, que l'empoisonnement aigu par absorption.

Symptômes. — Agitation d'abord, puis abattement progressif et enfin sommeil profond. Il y a souvent des vomissements. Soif ardente. Bouche sèche. Peau froide. La respiration va en diminuant peu à peu jusqu'à ce qu'elle cesse complètement.

Traitement. — Vomitifs. Empêcher le malade de dormir, par tous les moyens possibles. Le secouer, lui faire des aspersions d'eau fraîche, subitement. Lui faire respirer de l'ammoniaque. Café fort et brûlant. Respiration artificielle.

L'empoisonnement chronique, par la morphine, ne peut être combattu par nous. Le traitement ne doit être indiqué que par un médecin.

Opium.

Même traitement que dans l'empoisonnement par la morphine.

Pétrole (Huile de)

TOXICITÉ TRÈS-VARIABLE : 150 à 200 grammes.

Symptômes. — Très-différents. En général, il y a somnolence, nausées, diarrhée.

Traitement. — Vomitifs. Inhalations d'ammoniaque. Stimulants. Huile douce. Eau albumineuse. Frictions chaudes aux extrémités.

Phosphore.

TOXICITÉ DU PHOSPHORE PUR : Cinq centigrammes environ.

Symptômes. — Haleine forte. Quelques vomissements, sanguins souvent. Douleur brûlante à l'estomac. Diarrhée. Ralentissement des mouvements du cœur. Quelquefois délire et même convulsions.

Traitement.— Vomitifs (ipeca de préférence). Faire prendre toutes les six ou huit minutes 10 à 15 centigrammes de sulfate de cuivre dans un demi-verre d'eau. Diminuer la dose à la troisième fois et cesser au bout d'une demi-heure. Sulfate de magnésie 12 à 15 grammes.

Plomb (acétate de)

TOXICITÉ : Quarante centigrammes.

Symptômes. — Bouche et gorge sèches. Coliques

violentes. Sueurs froides. Convulsions. Crampes assez souvent.

Traitement. – Vomitifs. Sulfate de magnésie. Lait en abondance. Eau albumineuse à volonté. Pour calmer momentanément les douleurs de ventre, faire une compression sur sa partie supérieure. On peut aussi appliquer un cataplasme laudanisé.

Comme pour la morphine, je ne traite ici que de l'empoisonnement aigu et non chronique.

Sublimé corrosif (*Bichlorure de mercure*)

TOXICITÉ : cinq ou six centigrammes.

Symptômes. – Sensation de brûlure au pharynx et à l'épigastre. Vomissements parfois sanguinolents. Diarrhée. Le pouls est petit et irrégulier. Respiration pénible. Refroidissement des extrémités. Convulsions souvent.

Traitement. — Vomitifs. Eau albumineuse en très grande quantité. Frictions chaudes aux extrémités.

Térébenthine (Essence de)

TOXICITÉ RELATIVE : A partir de quinze grammes

Symptômes. — Haleine forte. Étourdissements.

Respiration bruyante. Vomissements. Diarrhée souvent. L'urine prend rapidement une odeur de violette.

Traitement. — Vomitifs. Mettre le malade quelques instants seulement au grand air Eau albumineuse. Lait. Sulfate de magnésie à la dose de 25 a 30 grammes dans de l'eau.

Zinc (Sulfate, Oxyde ou Chlorure de)

TOXICITÉ : Sulfate et oxyde, 2 grammes. Chlorure un gramme.

Symptômes. — Sensation de brûlure dans la bouche. Excitation musculaire passagère Vomissements fréquents. Affaissement.

Traitement. — Carbonate de potasse dans de l'eau tiède, à volonté. Eau albumineuse assez chaude. Lait en abondance. En dernier lieu infusion très forte de thé. Frictions chaudes à l'épigastre.

On remarquera que dans presque tous les cas d'empoisonnement, le *vomitif* est la première chose à administrer ; puis le *lait*, l'*eau albumineuse*, les *infusions chaudes* de café ou de thé, etc. Or, comme il faut agir sans perdre un seul instant, en attendant l'arrivée du médecin, procurez-vous, le plus rapidement possible, ce que je viens d'indiquer.

Comme vomitifs : *L'Emétique* à la dose de cinq à quinze centigrammes, selon l'âge du malade. La *poudre d'ipéca* à la dose de un gramme cinquante centigrammes à deux grammes. Le *lait* s'administre à volonté, il en est de même de l'*eau albumineuse*, de *l'huile ordinaire*. L'*huile de ricin* à la dose de dix à soixante grammes.

Dans les empoisonnements par les acides, se procurer de suite des alcalins, tels que : *Magnésie calcinée*, *Bicarbonate de soude*, *Eau de chaux*, *Eau de savon*, *Craie*, etc.

Lorsqu'on se verra forcé d'employer une substance médicamenteuse *offrant certains dangers d'administration*, on attendra jusqu'au dernier moment l'arrivée d'un médecin. Et, si l'on ne peut plus compter sur sa présence, on n'agira, quand même, qu'avec la plus grande circonspection. Je recommande donc d'étudier scrupuleusement, dans un traité de thérapeutique de matière médicale et de pharmacologie, tout ce qui a rapport aux *toxicités*, aux *dosages* et aux *modes d'administration*. Ainsi que je l'ai dit au commencement de ce chapitre, nous sortons de notre cadre, en nous occupant des empoisonnements. Rappelons-nous donc que nous ne sommes pas médecins, et que nous ne devons jamais empiéter sur les droits que les Docteurs ont acquis et bien mérités, après leurs longues années d'études, qui demandent tant de persévérance, de travail incessant et d'efforts d'intelligence ; et cela, pour arriver à combattre les multiples maladies qui se présentent sous tant d'aspects divers et dont l'humanité est affligée.

L'exercice de la médecine demande réellement une abnégation complète de la personne qui en fait sa profession. Ce n'est pas un métier, c'est un véritable sacerdoce ; et si parfois le médecin est payé d'ingratitude, il n'en reste pas moins, aux yeux de tous, l'homme supérieur par excellence qui, chaque jour de sa vie, sauve son semblable de la souffrance et de la mort.

Enfin, quoi de mieux, pour compléter l'expression exacte de ma pensée que de transcrire ici, ces trois admirables inscriptions murales du grand amphithéâtre de l'Ecole de Médecine de Paris :

« Ils étanchent le sang consacré à la défense de la « Patrie. »

« Ils tiennent des dieux les principes qu'ils nous « ont transmis. »

« Ad cædes hominum prisca amphitheatra patebant. »

« Ut longum discant vivere nostra patent. »

CHAPITRE X

Matériel de secours. — Trousses de pansements — Poste de secours.

La trousse individuelle que chaque cycliste doit emporter avec lui, devra contenir :

1° Coton hydrophile (un paquet d'environ 20 à 25 grammes).

2° Gaze ou mousseline (plusieurs carrés d'environ 0 20 centimètres de chaque côté.

3° Deux bandes de toile, ou mieux de tarlatane, bien roulées ayant : l'une 2 mètres de longueur sur 0.04 centimètres de largeur; l'autre 0.80 centimètres de longueur sur 0,02 centimètres de largeur.

4° Un flacon contenant 15 à 25 grammes d'une solution phéniquée à 1 pour 40.

5° Un petit rouleau de baudruche gommée.

6° Une bande de sparadrap, n'ayant pas plus de 0.50 centimètres de long sur un centimètre de large.

7° Quelques morceaux divisés de papier au sublimé, dont on agite une des divisions dans un verre d'eau pour faire instantanément une solution

Avec ces simples objets, il est facile de faire des pansements, non seulement pour les petites plaies, mais encore pour une plaie un peu sérieuse. Le tout ne pèsera guère plus de cent grammes et pourra se ranger dans une petite boîte en fer blanc par exemple, ayant 8 à 9 centimètres de chaque côté et 3 centimètres de hauteur. Il sera facile de loger cette petite trousse dans la sacoche de selle ou dans n'importe quelle poche.

Lorsqu'on accompagnera une société cycliste, on divisera les objets de pansements ; c'est-à-dire qu'on en mettra une partie dans la sacoche de selle et l'autre partie dans un petit sac que l'on portera en bandoulière.

Ce petit sac, à soufflet, aura environ 18 à 20 centimètres de largeur sur 12 à 15 centimètres de hauteur. On pourra le décorer extérieurement d'un carré d'étoffe blanche portant, en son milieu, une petite croix rouge.

Dans la sacoche de selle, on placera :

Une bouteille contenant 200 grammes de la solution phéniquée à 1 pour 40 ;

Du coton hydrophile et des bandes de linge autant que la sacoche pourra en contenir ;

Dans le sac porté en bandoulière, on mettra :

Un petit flacon d'éther (10 grammes à peine) ;

Un petit flacon d'ammoniaque de même contenance ;

Un flacon de cognac (25 grammes environ) ;

Un petit flacon d'eau de mélisse (10 grammes environ) ;

Entre ces divers flacons, et afin qu'ils ne s'entre-choquent pas, on placera des bandes de linge de dimensions différentes et la bande hémostatique.

Les objets ci-après se caseront, soit dans la sacoche ou le sac, si toutefois leur dimension le permet, soit dans un portefeuille que l'on mettra dans une poche de vêtement :

Deux pinces à forcipresssure ;
Une paire de petits ciseaux à pointes mousses ;
Quelques morceaux de papier au sublimé ;
Quelques grammes de poudre de salol ;
Un morceau d'amadou hémostatique ;
Des épingles de sûreté ;
Un étui de baudruche gommé ;
Un petit rouleau de sparadrap ;
Un petit flacon de sels anglais ;

En séparant ainsi nos divers objets de pansements, nous ne sentirons absolument rien du petit fardeau que nous porterons.

Un sac en bandoulière ne gêne guère, et tout chargé, son poids dépasse à peine 400 grammes.

L'ambulancier portera au bras gauche un brassard, mais il aura soin de s'écarter un peu du modèle exact de la convention de Genève qui, ainsi qu'on le sait, a adopté le brassard blanc écartelé de la croix rouge.

Il pourra, par exemple, porter un brassard blanc, liseré d'une couleur quelconque, large de 6 à 7 centimètres, et avec la croix rouge sur le fond blanc.

L'Union Vélocipédique de France a adopté un brassard aux couleurs nationales, bleu dans le haut, blanc au centre et rouge en bas. Sur le blanc se trouve la croix rouge.

Le brassard du « Guidon Laonnois » est un ruban de soie blanche liseré de bleu ; la croix rouge se trouve au centre de la bande blanche.

D'ailleurs, le Comité technique de santé militaire est très-tolérant à cet égard.

Enfin, lorsque vous installerez un poste de secours, dans une réunion de courses par exemple, commencez, s'il n'existe pas de cabines, par faire édifier une petite tente pour être à l'abri des curieux.

Pour cela, il suffit de faire planter en terre 4 piquets, ayant au moins deux mètres de hauteur et sur lesquels on fait clouer des toiles ou de grandes bâches. Vous fixez, si vous voulez, au bout de l'un des piquets, un drapeau d'ambulance, et voilà pour l'extérieur. Pour l'intérieur, vous meublez, bien entendu, selon les facilités que vous avez.

Un poste de secours bien installé contient : un brancard, des sièges, de la paille, des cuvettes, éponges, serviettes, deux verres et de l'eau à volonté.

Comme matériaux de pansements :

Des attelles de différentes longueurs ;

Des écharpes triangulaires et des écharpes carrées;

Plusieurs paquets d'ouate hydrophile ;

Un morceau de sparadrap ayant au moins 1 mètre de longueur sur 15 à 20 centimètres de largeur ;

Un rouleau de sparadrap ayant 1 mètre 50 de longueur sur 2 ou 3 centimètres de largeur;

Un flacon de poudre de salol ;

Un flacon d'acide borique;

Plusieurs morceaux de papier au sublimé ;

Un litre de solution au sublimé ;

Un litre de solution phéniquée,

Un flacon d'éther ;

Uu flacon d'ammoniaque ;

Un flacon de sels anglais ;

Un flacon d'eau de mélisse;

Un flacon de cognac ;

Un flacon de collodion ;

Un flacon de perchlorure de fer ;

Plusieurs paquets de bandes de tarlatane ;

Une bande de toile longue de 5 ou 6 mètres sur 6 ou 7 centimètres de largeur ;

Deux ou trois autres bandes de trois ou quatre mètres de longueur sur 4 ou 5 centimètres de largeur;

Un morceau d'amadou hémostatique ;

Un large morceau de taffetas chiffon ;

Une bande hémostatique en caoutchouc ;

De la baudruche gommée ;

Trois ou quatre pinces à forcipressure ;

Une petite pince à dissection pour enlever les aiguillons d'insectes, épines, etc.;

Une paire de ciseaux à pointes mousses;

Un savon antiseptique ;

Des épingles de sûreté ;

Une petite bobine de soie ;

Un tablier d'hôpital.

Pour terminer ce qui a trait aux trousses de pansements, je ne saurais mieux faire que de donner connaissance à mes lecteurs de ce qui a été fait par l'Union Vélocipédique de France :

M. le Dr Ramonat, Président de la Commission Médicale de l'U.V.F. a conçu et exécuté, pour notre fédération, un plan et toute une organisation spéciale fort complète des premiers secours à donner aux blessés. Ce qu'a cherché l'éminent praticien en formant des ambulanciers cyclistes et en leur donnant le moyen d'employer leurs connaissances, ce n'a pas été de se substituer aux médecins et de leur créer une concurrence déloyale, loin de là ; il a voulu au contraire créer un service pratique des premiers secours qui permît d'éviter les complications si fréquentes à la suite d'accidents non soignés, et de mettre à l'abri de tout contact extérieur toutes sortes de plaies en attendant les soins définitifs du médecin ; et le système actuellement en vigueur à l'U. V F. est de tous points si complet et si bien compris qu'il a valu, à notre grande fédération nationale, la plus haute marque d'estime et d'approbation de la Société nationale française de Sauvetage qui a décerné à l'U. V. F. son *grand diplôme d'honneur*.

Le service matériel des secours à l'U V. F. se divise en trois séries principales :

La première comprend le poste fixe qui possède une tente-abri, un brancard et un matériel complet de pansement pouvant donner des soins à plus de 50 blessés.

La deuxième, les secours mobiles. Dans cette catégorie, les secours sont donnés par des ambulanciers qui peuvent se transporter à vélo rapidement au point où l'accident est arrivé, munis d'un sac facilement transportable sur le dos, sac qui renferme tout ce qui peut être nécessaire pour panser les plaies les plus graves, et aussi tout ce qu'il faut pour immobiliser les fractures les plus compliquées et porter remède aux accidents les plus divers. Ce sac a la forme et les dimensions des sacs des soldats d'infanterie ; il renferme de quoi faire environ 15 à 20 pansements sérieux. Son prix est de 50 francs. Il serait d'une réelle utilité aux Sociétés cyclistes qui organisent des courses sur routes ou des excursions collectives.

Dans la troisième série des secours se trouve la perle de cette belle organisation ; nous voulons parler de la merveilleuse petite trousse individuelle de pansement que chaque touriste devrait toujours avoir dans sa sacoçhe. En voici la description complète, et, vu la modicité de son prix, nous ne saurions trop engager les lecteurs à se la procurer au siège social de l'U. V. F., 21, rue des Bons Enfants à Paris.

Contenus dans une élégante petite boîte de métal, tous les objets composant la trousse individuelle de pansement peuvent être remplacés au fur et à mesure de leur emploi, sur simple demande à l'Union. Cette trousse permet de faire, en cours de route, un pansement convenable en attendant des secours plus complets. Elle contient sur le couvercle toutes les indications les plus précises sur le mode d'emploi de tout ce qu'elle renferme, c'est-à-dire ;

Un paquet individuel de pansement antiseptique destiné aux plaies sérieuses ; ce pansement s'applique en mettant successivement sur la plaie la compresse de gaze, la ouate, le taffetas, la bande que l'on fixera avec une épingle que renferme le dit paquet de pansement ;

Un petit paquet de ouate au sublimé qui servira à éponger le sang ou à nettoyer les plaies plus petites ;

Du sparadrap antiseptique, contenu dans une toute petite boîte métallique qui sert soit à maintenir la ouate du pansement, soit à rapprocher le bord, des plaies.

De la baudruche gommée qui a pour usage de recouvrir les plaies légères; il est bien recommandé de ne pas la mouiller avec de la salive, il faudra se servir pour l'humecter soit d'eau propre, si l'on en a à sa disposition, soit d'un peu d'eau de mélisse que renferme un petit flacon contenu dans la trousse. Cette eau de mélisse servira ou de cordial à boire, et de liquide antiseptique pour mouiller la baudruche.

Enfin, dans cette trousse se trouvent encore quelques fragments de papier au sublimé dont on pourra faire usage pour constituer une solution antiseptique, uniquement réservée pour le lavage des plaies sérieuses et salies; il suffit de laisser tremper dans un verre d'eau l'un des carrés de papier que renferme le petit sac.

Ces divers objets doivent être conservés dans un parfait état de propreté, si l'on veut répondre au but du créateur de cette trousse individuelle, et il est préférable de renouveler certaines pièces qui auraient pu être salies, plutôt que de les remettre à l'intérieur de la boîte et de contaminer les autres.

Le prix de la trousse individuelle est de 2 francs, prise au siège social, et 2 fr. 25, rendue franco à domicile.

Le Comité Directeur de l'Union, parlant du service médical de notre grande fédération, s'exprime ainsi :

« Telle est l'organisation très-complète du ser-
« vice matériel des secours à l'Union Vélocipédi-
« que de France. Le Dr Ramonat a formé un cer-
« tain nombre de cyclistes dont le dévouement à
« leurs camarades a eu lieu de se manifester plu-
« sieurs fois, et qui se sont montrés, en toutes les
« circonstances où on a fait appel à leur concours,
« dignes de tous les éloges et de toutes les félici-
« tations. »

Les ambulanciers de l'U.V.F., pour obtenir leur Titre et l'Insigne spécial de leurs fonctions, ont suivi des cours que leur faisait le Docteur, et ont subi un petit examen où ils sont prouvé qu'ils avaient acquis les connaissances nécessaires pour se tirer d'affaire en toutes circonstances, quelles qu'elles soient.

8

Tous les cyclistes, désireux d'être comptés au nombre des ambulanciers de l'U.V. F., devront en faire la demande, soit directement au siège social, soit par l'intermédiaire des Chef-consul, Consul ou Vice-consul de leur département. Des instructions leur seront données, relativement à la marche à suivre pour obtenir le brevet ainsi que l'Insigne spécial, dont ci-dessous le fac-simile, grandeur naturelle.

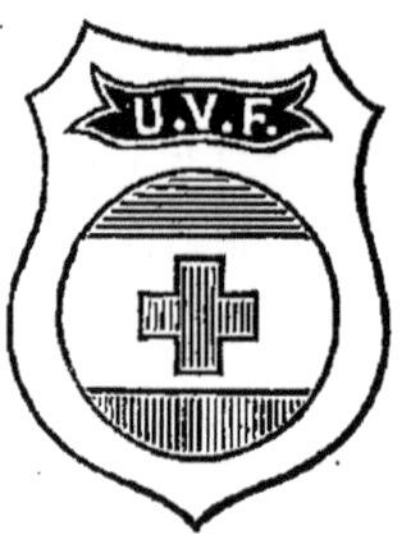

Et maintenant, mes biens chers lecteurs, si vous voulez, même dans le plaisir, vous rendre utiles à vos semblables, enrôlez-vous sous ce drapeau. Peut-être un jour, abrités sous ses plis, servirons-nous notre Patrie, en utilisant nos modestes connaissances à lui conserver des enfants, et à remettre sur pieds des combattants.

Rappelons-nous les paroles de Parizet, que je citais au début de ce livre, et montrons toujours *un courage froid, sans fougue et sans faiblesse.*

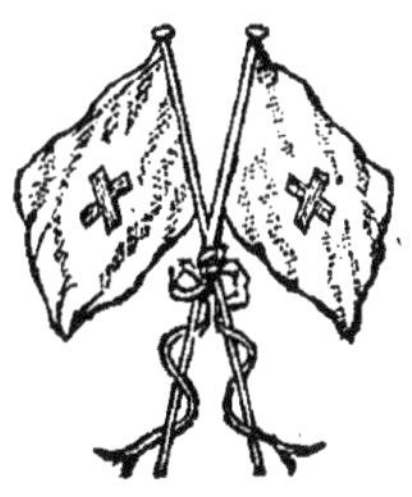

CHAPITRE XI

Conseils aux Sociétés. — Ordre de route.

Je ne veux traiter sous cette rubrique aucune question sportive, ne voulant parler que de la bonne réglementation d'une société effectuant une excursion, ou même une simple promenade.

Il est à remarquer que les sociétés les plus florissantes sont celles qui apportent, en toutes circonstances, une observation rigoureuse de la discipline. Un Comité qui décide que la Société fera telles et telles sorties, doit se préoccuper de réduire à son minimum les chances d'accidents qui peuvent survenir en cours de route. Pour cela, il doit annoncer aux sociétaires que les réglements seront observés, et qu'il faudra se conformer à l'ordre de route établi.

Une réglementation ferme, je le dis pour l'avoir vu, a pour résultat de réunir, à chaque sortie de la Société, un plus grand nombre de participants.

Voici, à peu de chose près, l'ordre de route adopté depuis 1896 par la Société vélocipédique de Laon, le « *Guidon Laonnois* », et il serait à souhaiter que toutes les Sociétés suivissent cette réglementation.

En tête marchent deux éclaireurs qui sont : le Capitaine et le Lieutenant de route.

Le Capitaine est muni d'un sifflet qui lui sert à faire les appels et signaux convenus d'avance, et connus par les cyclistes. Je donne plus loin des exemples de ces signaux.

Le Lieutenant est muni d'un entraîneur automatique ; c'est lui qui règle l'allure et la maintient dans la moyenne adoptée par la Société.

A cinquante mètres derrière ces éclaireurs, viennent le Président et le Porte-fanion.

Puis, suit la colonne, marchant par files de deux cyclistes ; la distance entre chaque file est de dix mètres, au minimum, sur terrain plat ; elle est portée à quarante mètres environ dans les descentes.

En queue, c'est-à-dire en dernière file, viennent l'Ambulancier et le Mécanicien. Nous avons vu, en ce qui concerne l'Ambulancier, ce qu'il avait à emporter pour parer de suite à tout évènement. Le Mécanicien, de son côté, devra emporter, tant dans une sacoche de selle que dans un sac porté en bandoulière, un nécessaire de réparations aussi complet que possible.

On voit avec quelle sécurité cette colonne peut exécuter ses sorties ; c'est pourquoi, ainsi que je viens de le dire, on réunira, en agissant ainsi, un plus grand nombre de partants.

Allure. — Un groupe, marchant dans ces conditions, ne doit jamais dépasser une allure moyenne de douze kilomètres à l'heure. Ce chiffre paraîtra bien faible aux *avaleurs* de kilomètres, mais nous ne parlons ici que d'une Société en excursion, ou en simple promenade. De plus, cette allure a l'avantage de permettre aux cyclistes peu entraînés de suivre le train, et l'on évite ainsi la dislocation du groupe. La camaraderie, devant être, dans ce cas, le seul guide, on doit arriver à l'étape sans le moindre traînard, et sans qu'aucun sociétaire soit exténué de fatigue.

J'ai dit plus haut que le Capitaine de route était muni d'un sifflet, en voici l'utilité : A la rencontre de voitures, de cyclistes ou d'un obstacle quelconque, occupant un des côtés de la chaussée, deux coups de sifflet prolongés, par exemple, commandent le mouvement de dédoublement des files. Aussitôt, le cycliste de gauche de chaque file se porte derrière celui de droite ; et afin que l'exécution de ce mouvement soit rapide, les deux ou trois premières files accélèrent momentanément l'allure, tandis que les dernières ralentissent, selon qu'elles le jugent nécessaire. Deux coups de sifflet brefs indiquent que l'on peut reprendre les rangs.

On conviendra également du commandement de pied à terre, etc., etc. L'Ambulancier est muni soit d'un sifflet ordinaire, ou mieux d'un sifflet de chasse à deux ou trois notes. Dès qu'un accident survient, il prévient par le signal d'alarme convenu, et la colonne doit s'arrêter. Selon la gravité du cas et selon les circonstances, le Président décide, après avis de l'Ambulancier, si la colonne doit ou non continuer sa marche. Ce sont là des détails que chaque Société fixe comme elle l'entend.

Arrêts — A part les accidents, ou incidents, qui peuvent obliger à un arrêt, on ne doit pas faire de poses fréquentes ; d'ailleurs, avant le départ, il faut avoir fixé les diverses haltes. Il ne faut pas non plus tomber dans l'excès contraire ; du reste, le touriste est généralement fumeur ; or, comme on ne doit jamais fumer en machine, il faut faciliter aux amoureux de la cigarette le moyen de satisfaire leur goût.

A ce sujet, je dirai que si l'usage du tabac doit être défendu aux coureurs, il n'en est pas de même pour les touristes qui peuvent, sans inconvénient, faire un usage, aussi modéré que possible, du tabac. Mais, je le répète, il ne faut jamais fumer en machine, même lorsqu'on marche à petite allure. J'ajoute enfin qu'on doit même, une fois descendu, n'allumer cigare ou cigarette qu'après *qu'il n'existe plus le moindre essoufflement*.

Pour conclure, je recommande aux Comités des Sociétés de ne jamais décider de trop longues sorties. Individuellement, chacun est libre de faire, à grande vitesse, de longues promenades ; mais, pour qu'une Société prospère et que les sorties soient suivies assidûment, il faut absolument les mettre à la portée de tous les jarrets.

VOCABULAIRE

des principaux termes ou mots les plus usités en chirurgie ou en médecine

---

A

Ablation (du lat. *ab*, hors de ; *latio*, action de porter). — Suppression par une opération chirurgicale d'un membre, d'une tumeur, etc.

Abrasion (du lat. *abradere*, *abrasum*, râcler). — Action d'enlever par le grattage.

Absterger (du lat. *abs*, hors ; *tergere*, essuyer). — Action de nettoyer une plaie suppurante de mauvaise nature.

Adénie (du gr. *adên*, glande). — Inflammation ganglionnaire

Adipeux (du lat. *adeps*, graisse). – Qui est graisseux.

Adjuvant (du lat. *adjuvans*, qui aide).— Substance médicamenteuse qui aide à l'efficacité d'un médicament plus énergique.

Adynamie (du gr. *A*, priv. ; *dunamis*, force). — Etat de débilité ou de prostration.

Agglutinant ou **Agglutinatif.** — Substance qui a la propriété d'adhérer, de coller, de réunir.

Algidité (du lat. *algidus*, froid). — Etat de refroidissement.

Alibile (du lat. *alere*, nourrir). -- Ce qui est propre à la nutrition.

Angéiologie, (du gr, *agéïonn*, vaisseau ; et *logos*, discours). — Étude des artères, veines, etc., en un mot des organes servant à la circulation du sang, de la lymphe et du chyle.

Anesthésie (du gr. *A*, priv. et *aisthésis*, sensibilité). — Suppression générale ou locale de la sensibilité.

Anhélation (du lat. *anhelatio*, respiration courte). — Essoufflement. Manque de respiration.

Ankylose (du gr. *agkulôs*, courbé). — Immobilité plus ou moins complète d'une articulation.

Anorexie (du gr. *A*, priv. ; *orexis*, appétit). — Manque d'appétit.

Antidote (du gr. *anti*, contre ; *dotos*, donné). — Contre-poison.

Antipyrétique (du gr. *anti*, contre ; *puretos*, fièvre). — Qui combat la fièvre. Fébrifuge.

Antiseptie ou **Antisepsie**. — Méthode antiseptique.

Antiseptique (du gr *anti*, contre ; *sêptein*, corrompre). — Agents qui ont la propriété de combattre et de détruire les germes infectieux.

Antithermique, (du gr. *anti*, contre ; *thermos*, chaleur), on dit aussi *antipyrèse*. — Méthode propre à combattre l'élévation de température du corps dans les maladies infectieuses.

Apnée (du gr. *A*, priv. ; *pnein*, respirer). — Suspension ou défaut de respiration.

Apyrexie (du gr. *A*, priv. ; *purexis*, accès de fièvre). — Cessation momentanée de la fièvre

Arthralgie (du gr. *arthron* articulation ; *algos*, douleur). — Souffrance occasionnée par une maladie quelconque de l'articulation.

Arthrite (du gr. *arthron*, articulation, avec la terminaison *ite*, qui indique une inflammation). — Inflammation articulaire.

Aseptie ou **Asepsie** (du gr. *A*, priv. et *sêptein*, corrompre). — Méthode préventive contre les causes d'infection.

Astriction (du lat. *astrictio*, resserrement). — Effet produit par les substances astringentes.

Asystolie (du gr. *A*, priv. ; *sustolè*, contraction). — Manque de force dans la contraction du cœur.

Atonie (du gr. *A*, priv. et *tonos*, ton. Rad. *atone*). — Manque de ton. Inertie des organes.

B

Bacille (du lat. *bacillum*, baguette). — Être microscopique ayant la forme d'un petit bâton.

Bactériologie. — Etude des microbes ou bacteries.

Bifide (du lat. *bis*, deux ; *findere*, fendre). — Qui est séparé en deux parties.

Brachial (du lat. *brachium*, bras). — Qui a rapport au bras.

Buccal (du lat. *bucca*, bouche). — Qui concerne la bouche.

C

Capillaire (du lat. *capillus*, cheveu). — Veine aussi mince qu'un cheveu.

Cardiaque (du gr. *kardiakos*, cœur). — Qui concerne le cœur.

Catgut (mot anglais traduit par : boyau de chat). — Corde fine en boyau qui sert, en chirurgie, à faire des ligatures ainsi que des sutures.

Cathéter (du gr. *kata*, dans ; *iémi*, j'introduis). — Cathéteriser. Cathéterisme. Sonde. Action d'introduire une sonde dans un canal naturel.

Céphalalgie (du gr. *képhalè*, tête ; *algos*, douleur). — Douleurs à la tête, quelle qu'en soit la cause

Céphalée (du gr. *képhalè*, tête). — Mal de tête périodique.

Circiné (du lat. *circinare*, enrouler). — En forme de crosse ou de cercle.

Clavicule. — Petit os situé entre l'épaule et la partie supérieure du sternum.

Clonique (du gr. *klonos*, agitation). — Mouvements désordonnés, convulsifs

Collapsus. — Affaiblissement subit des forces.

Colloïde (du gr. *holla*, colle ; *eidos*, aspect). — Sérosité gélatineuse, contenue dans certains kystes, tumeurs, etc.

Coma (du gr. *kôma*. profond sommeil). — Assoupissement ou affaiblissement profond qui atteint un malade.

Comminutive. — Se dit d'une fracture qui réduit les os en petits fragments.

Compression (du lat. *comprimere*, comprimer). — Resserrement des mollécules organiques à l'aide des doigts ou d'appareils compresseurs.

Concrétion (du lat. *cum*, avec ; *crescere*, croître). — Adhérence par solidification anormale de certaines parties du corps

Contaminé (du lat. *contaminare* souiller). Etat d'un corps animé ou inerte atteint par la contagion.

Contention. — Action d'un appareil quelconque, bandage ou autre, servant à maintenir.

Contre-extension. — Action de maintenir immobile un membre luxé ou fracturé pendant que le chirurgien procède à la réduction. Elle est pratiquée sur la partie supérieure du membre par opposition à l'extension qui est pratiquée sur la partie inférieure.

Contusion (du lat. *contundere*, contondre). — Meurtrissure sous-cutanée causée par le choc d'un corps dur et mousse.

Corrodant (du lat. *cum*, avec ; *rodere*, ronger). — Qui consume, qui ronge.

Corrosif (du lat. *corrodere*, corroder). — Substance qui a la propriété d'être corrodante.

Crural (du lat. *crus*, jambe). — Qui concerne la jambe.

Cubital (du lat. *cubitus*, coude). — Qui concerne le coude

Cubitus (du lat. *cubitus*, coude). — Os du bras situé entre le poignet, c'est-à-dire les os du carpe et l'humérus, dont l'extrémité supérieure forme le coude.

Cupule (du lat. *cupula*, petite coupe). — Goblet, verre de petite contenance.

Cutané (du lat. *cutis*, peau). — Qui concerne la peau.

Cyphose (du gr. *kuphos*, convexe). — Courbure de la colonne vertébrale.

D

Decubitus (du lat. *decumbere*, être couché). — Position du corps couché ou étendu sur une surface plane.

Déglutition.— Action par laquelle on précipite vers l'estomac des aliments qui sont dans la bouche.

Déligation (du lat. *deligare*, lier). — Application de liens ou bandages.

Dermatalgie (du gr. *derma*, peau; *algos*, douleur). — Sensibilité, douleur de la peau.

Dermatite (du gr. *derma*, peau; terminaison *ite*, inflammation). — Inflammation de la peau.

Dermatose (du gr. *derma*, peau). Affection de la peau.

Desquamation (du lat. préf. de ; et *squama*, écaille). — Chute de pellicules écailleuses de la peau.

Dessication (du lat. *dessicare*, dessécher). — Action par laquelle on dessèche un corps quelconque.

Détersif (du lat. *detergere*, nettoyer), — Remède qui purifie et nettoie.

Diagnostic (du gr. *diagnostis*, connaissance). — Action de reconnaître une maladie à son début.

Diaphorétique (du gr, *Diaphorês*, je fais transpirer). — Remède qui provoque la transpiration.

Diathèse (du gr. *diathêsis*, disposition). — Disposition générale d'une personne à être affectée de telle ou telle maladie.

E

Ecchymose (du gr. *ek*, dehors ; *chumos*, humeur). — Epanchement de sang dans les chairs.

Edulcorer (du lat. *préf*, é ; *dulcis*, doux). — Adoucir au moyen d'une substance douce, sucrée.

Embolie (du gr. *en*, dans ; *bollô*, je jette). — Obstruction artérielle, causée par un caillot, une bulle d'air, etc.

Empirique (du gr. *en*, dans ; *peira*, expérience). — Qui n'a pour guide que l'expérience.

Emplastique. — Qui concerne l'emplâtre, qui en a ses qualités.

Endermique (du gr. *en*, dans , *derma*, peau. — Méthode qui consiste à enlever l'épiderme afin d'appliquer un médicament à nu sur le derme.

Entérite (du gr. *entera*, intestin ; avec la terminaison *ite* qui signifie inflammation). — Inflammation des intestins.

Epididymite (du gr. *épi*, sur ; *didumos*, testicule). — Inflammation du testicule.

Epigastre (du gr. *épi*, sur ; *gaster*, ventre). — Partie du corps situé au-dessus du ventre, c'est-à-dire à peu près entre le sternum et l'ombilic.

Epispastique (du gr. *epi*, sur ; *spaô*, je tire). — Substance qu'on applique sur la peau pour provoquer l'irritation et le soulèvement de l'épiderme.

Epistaxis (du gr. *epi*, sur ; *stazô*, je coule par gouttes). — Dénomination scientifique du saignement de nez.

Equin, ine (du lat. *equus*, cheval). — Qui se rapporte au cheval.

Eréthisme (du gr. *erethismos*, ; *erethizein*, irriter) — Excitation plus ou moins violente d'un organe. Le premier degré de l'éréthisme est la rougeur qui monte subitement au visage, chez les sujets sensibles principalement.

Erysipèle ou **Erésipèle** (du gr. *eruros*, rouge ; *pelos*, livide, ou du lat. *pellis*, peau). — Inflammation ou gonflement plus ou moins profonde cutané et sous cutané

Erythème (du gr. *eruthèma*, rougeur).— Taches rouges simples ou composées qui se produisent dans un grand nombre de maladies, mais qui n'ont aucun caractère grave.

Escarre ou mieux **Escharre** (du gr. *eschara*, croûte). — Croûte qui se forme sur la peau, lorsque les parties molles ont été mortifiées, accidentellement ou intentionnellement.

Esquille (du lat *schidiæ*, fragment). — Petit morceau d'os qui tombe à la suite d'une fracture ou de carie.

Exanthème (du gr. *ex*, hors de ; *anthiem*, fleurir). — Tâches rouges ou éruptions cutanées, plus caractérisées que dans l'érythème.

Exsangue (du lat. *ex*, priv. ; *sanguis*, sang). — Qui n'a plus de sang.

Extemporané (du lat. préf. *ex*; *tempus*, temps). — Remède composé et administré immédiatement.

Extension. — Action pratiquée sur l'extrémité inférieur d'un membre luxé, afin de le ramener dans sa position naturelle.

Exulcérer (du lat. préf. *ex ; ulcus*, ulcère). — Ulcérer peu profondément.

F

Faradisation (de Faraday, physicien anglais). – Le docteur Duchène de Boulogne désigne ainsi l'application de l'électricité par induction.

Fébrifuge (du lat. *febris*, fièvre ; *fugare*, mettre en fuite) — Se dit de ce qui combat ou qui supprime la fièvre

Fébrile (du lat. *febrilis* ; de *febris*, fièvre). — Ce qui tient de la fièvre.

Fémur (mot latin qui signifie cuisse). — Os de la cuisse qui s'articule à sa partie supérieure, avec l'os iliaque, et avec le tibia, à sa partie inférieure.

Fomentation (du lat. *fomentatio* ; de *fovere*, chauffer). — Application de substances chaudes sur diverses parties du corps.

Fongosité (du lat. rad. *fungus*, champignon). — Croissance charnue, ayant l'apparence de champignon, qui survient dans une plaie ou un ulcère.

G

Ganglion (du gr. *gagglion*). — Genre de tumeur, de kyste rempli d'humeur.

Ganglionite. — Affection, inflammation des ganglions lymphatiques.

Ganglionaire. — Qui a rapport aux ganglions.

Gangrène (du gr. *gaggraina* ; de *graô*, je consume). — Destruction des parties organiques, avec tendance à la propagation sur les parties avoisinantes.

Glycogène (du gr. *glukos*, doux ; *gennaô*, j'engendre). — Qui produit du sucre.

Germicide. — Qui tue les germes. Se dit des substances qui ont la propriété de détruire les microbes et tous germes infectieux.

H

Hémostase (du gr. *haima*, sang ; *stasis*, arrêt). — Opération chirurgicale qui a pour but d'arrêter un écoulement de sang.

Hémostatique (du rad. *hémostase*). — Qui est de nature à arrêter un écoulement sanguin.

Hépatique (du gr. *hêpar*, foie). — Ce qui tient du foie.

Hépatite (du gr. *hêpar*, foie). — Maladie inflammatoire du foie.

Huméral (du lat. rad. *humerus*, épaule). — Ce qui appartient à l'humérus.

Humerus (du lat. *humerus*, épaule). — Os du bras qui va de l'épaule au coude, où il se joint, par articulation, au radius et au cubitus.

Hydrothérapie (du gr. *hudôr*, eau; *thérapeuô*, je traite). — Système de médication tendant à aboutir à la guérison par l'usage seul externe et interne de l'eau.

Hydrophile (du gr. *hudôr*, eau ; *phileô*, j'aime). — On nomme ouate hydrophile un genre de coton médicinal hygroscopique-absorbant.

Hyperhémie (du gr. *huper,* au-delà ; *haima*, sang). — Accumulation anormale du sang dans les petites veines.

Hypochondres (du gr. *hupo*, sous ; *chondros*, cartilage).— Les deux côtés du bas-ventre.

Hypodermique (du gr. *hupo*, sous ; *derma*, peau). — Absorption d'un médicament au moyen d'une injection sous-cutanée.

Hypogastre (du gr. *hupo*, sous ; *gastêr*, ventre) — Partie inférieure de l'abdomen.

Hyposthénie (du gr. *hupo*, sous ; *thenos*, force). — Affaiblissement. Perte de force.

I

Ictère. — Nom donné en médecine à la jaunisse.

Imbriqué (lat. *Imbricatus*; de *imbrex*, tuile). — Se dit des organes ou objets qui se recouvrent les uns les autres à la manière des tuiles d'un toit.

Incubation (du lat. rad. *in* sur ; *cubare*, être couché).— Laps de temps pendant lequel une maladie couve.

Induration (du lat. rad. *indurer* du préf. *in* et de *durus* dur). — Dureté. Endurcissement d'un tissu indélébile qui ne peut pas disparaître.

Infectieux (du lat. rad. *infectus* infect). — Ce qui corrompt par des exhalaisons miasmatiques.

Ingesta (d'un mot latin qui signifie *choses introduites*). — Substances ingérées dans l'estomac.

Iliaque (du lat. *ilia*, flancs). — Se dit de ce qui dépend des flancs.

Inguinal (lat. *inguinalis*; de *inguen*, aine). — Ce qui tient de l'aine.

Intoxication (lat. *in* dans; *toxicum*, poison). Empoisonnement.

Ischion (d'un mot grec qui veut dire *hanche*). — L'une des trois parties qui forme l'os dans lequel la cuisse est emboîtée.

L

Labial (du latin *labium*, lèvre) — Ce qui tient des lèvres.

Lancinant (lat. rad. *lancinare*, déchirer, couper). — Se dit d'une souffrance qni se fait sentir par élancements.

Laxatif (lat. *laxativus*, de *laxare*, relâcher). — Purgatif doux.

Lénitif (du lat. *lénitus*, adouci). — Remède, médicament calmant.

Lésion (lat. *læsis*, de *lædere*, blesser) — Altération, perturbation qui survient dans les tissus organiques.

Ligaments (du lat. *ligamentum* ; de *ligare*, lier.). — Fibres qui soutiennent les os ou les viscères.

Liniment (du lat. *linimentum*, de *linire*, oindre). — Médicament onctueux avec lequel on fait des frictions.

Luxation (lat. *luxatio*, de *luxare*, luxer).— Déboîtement, déplacement des os, dû soit à une violence extérieure, soit à une contraction musculaire, soit à certaines maladies des os.

M

Malaxation (gr rad. *malassein*, amollir). — Massage, pétrissages des chairs afin de les rendre plus souples.

Médullaire (lat. *médullaris*, de *médullo*, moelle) se dit de ce qui a rapport à la moelle.

Mérycisme (du gr. *mêrukômai*, je rumine). — Infirmité assez rare consistant chez l'homme en une sorte de rumination anormale et qui rappelle la rumination de certains animaux.

Métastase (du pref. *metà* et du gr. *stasis*, situation). — Changement de place d'une maladie, déplacement de son siège, changement de sa forme.

Microbe (du gr. *mikros*, petit ; *bios*, vie). — Animal microscopique qui est l'agent d'un grand nombre de maladies.

Ministrant (du lat. *ministrare*, faire un service). — Aide chirurgien. Celui qui ne peut faire que des opérations secondaires sous les ordres d'un médecin ou d'un chirurgien.

Morbide (lat. *morbidus*, de *morbus*, maladie). — Ce qui appartient à la maladie, ce qui la caractérise, ce qui en résulte.

Mortification (rad. *mortifier* ; du lat. *mors*, mort ; *facere* faire). — Etat d'un corps ou d'une de ses parties où la circulation est interrompue et qui se détruit ou se paralyse.

Mucus (dérivé du gr. *muksô*, essuyer) — Humeur visqueuse secrétée par les membranes muqueuses et les glandes.

Muqueuses (lat. *mucosus ;* de *mucus*, morve). — Membranes qui garnissent l'intérieur des organes creux communiquant avec l'extérieur, par les ouvertures du corps, elles secrètent habituellement le liquide muqueux.

Myélite (du gr. *muelos*, moelle). — Maladie inflammatoire de la moelle épinière.

Myodynie (du gr. *muôn*, muscle ; *odunê*, douleur). — Rhumathisme, douleur des muscles.

N

Narcose (du gr. *narkê*, assoupissement). — Etat pathologique d'un malade plongé dans un engourdissement profond.

Nécrose (du gr. *nekrosis*, mortification ; de *nekros* mort) — Maladie des os produite par destruction, altération, décollement.

Néphrétique (du gr. *nephritikos* ; de *nephros*, rein). — Ce qui a rapport aux reins.

Néphrite (du gr. *nephros*, rein) – Inflammation des reins.

Névropathie (du gr. *neuron*, nerf ; *pathos*, maladie). — Maladie des nerfs.

Névropathe. — Celui qui est atteint d'une maladie des nerfs.

Névrose. — Nom que l'on donne à presque toutes les maladies des nerfs.

Névrosthénie (du gr. *neuron*, nerf ; *sthenos*, force). — Irritation excessive des nerfs.

O

Occlure (lat. *occludere* ; du pref. *oc*, et de *claudere*, clore). — Fermer, boucher.

Odontalgique (de *odontalgie*, du pref. *odont* et du gr. *algos*, douleur). — Ce qui a rapport aux affections dentaires.

Œdème (du gr. *oidêma*, gonflement). — Sorte de tumeur molle, sans rougeur ni douleur ; gonflement produit par l'infiltration de matières séreuses dans le tissu cellulaire.

Opiacé. — Médicament qui contient de l'opium.

Ophthalmie (du gr. *ophthalmos*, œil). — Inflammation

accompagnée de tuméfaction et de douleur plus ou moins vive de l'œil.

Organique — Se dit de tout ce qui a rapport aux organes et aux êtres organisés. Se dit en médecine de ce qui attaque les organes.

Ostéite (du gr. *osteon*, os). — Maladie inflammatoire des os.

P

Palliatif (du lat. *pallium*, manteau). — Ce qui amène une guérison apparente ; ce qui procure un soulagement passager.

Paludéen (du lat. *palus*, marais). — Qui provient des exhalaisons marécageuses.

Pariétal (du lat. *paries*, mur). — Se dit des deux os qui forment les côtés du crâne.

Pathogène (du gr. *pathos*, maladie ; *genos*, naissance). — Qui engendre la maladie.

Pathologie (du gr. *pathos*, maladie ; *logos*, discours). — Science qui traite des maladies en général, de leurs causes, de leurs symptômes, de leurs effets.

Pectoral (du lat. *pectus*, poitrine). — En anatomie : ce qui tient de la poitrine. En médecine : ce qui est employé pour guérir les maladies de poitrine.

Périoste (du pref. *péri* et du gr. *osteon*, os). — Membrane qui entoure les os sauf aux endroits où se trouvent les tendons, les ligaments et les cartilages.

Péroné. — Os de la partie externe de la jambe.

Phlébite (du gr. *phleps*, veine). — Maladie inflammatoire de la membrane intérieure des veines.

Phlegmasie (du gr. *phlegmasia* ; de *phlego*, je brûle). — Inflammation intérieure.

Phlegmon (du gr. rad. *flegma*, inflammation).— Inflammation du tissu cellulaire ; tuméfaction douloureuse généralement peu saillante, arrondie, élastique.

Phlyctènes (du gr *phluktaina* ; de *phluzô*, bouillir). — Petites ampoules qui rappellent celles produites par les brûlures ; elles sont dues à un amas de sérosités qui soulèvent l'épiderme.

Phrénique (du gr. *phrên*, diaphragme). — Ce qui appartient au diaphragme.

Pileux (du lat. *pilus*, poil). — Ce qui est garni de poils.

Plèvre (du gr. *pleuron*, flanc). — Membrane interne du thorax et des poumons

Posologie (du gr. *posos*, combien grand; *logos*, discours) — Indication de la dose à laquelle une substance médicamenteuse doit être administrée.

Prodrome (du gr.*prodromos*, précurseur). Malaise avant coureur d'une maladie.

Prophylaxie (du gr. *prophulassein*, préserver). — Etude des précautions à prendre pour conserver la santé et prévenir la maladie.

Ptomaïne (du gr. *ptôma*, cadavre).—Alcaloïde qui se produit dans un centre en décomposition

Phyogénie (gr. *pyo*, pus ; *genos*, origine). — Origine, formation du pus.

Pyrexie (gr. *purexia*; dérivé de *pur*, feu). Nom scientifique de la fièvre.

R

Radius (du lat. *radius* rayon). — Os de l'avant-bras, qui commence à l'articulation inférieure de l'humérus, et se termine, en s'articulant, à deux os du carpe.

Résolutif. — Remède excitant ou adoucissant, selon le cas, et qui a pour but de résoudre un engorgement.

Résorber (du lat. *resorbere*, avaler de nouveau). — Se dit du travail passif qu'un organe accomplit, lorsqu'il absorbe des humeurs, du pus des liquides, etc. formés accidentellement dans les tissus cellulaires.

Révulsif (du lat. *revulsus*, arraché). — Médicament qui a la propriété de déplacer une maladie en la faisant passer d'un organe important, sur un autre organe où l'effet sera sans danger ou moins dangereux.

Rotule (du lat. *rota*, roue). - Petit os qui se trouve placé devant l'articulation du tibia et du fémur et qui forme ce qu'on appelle le genou.

Rubéfaction (du lat. *ruber*, rouge, *facere*, faire). — Rougeur de la peau, occasionnée par une irritation volontaire ou involontaire.

Rubéfiant. — Se dit d'un médicament employé comme dérivatif et qui produit de la rougeur à la peau, comme, par exemple, l'alcool lorsqu'on s'en sert en frictions.

S

Sanieux. — Liquide ou matière séreuse contenant du sang et ayant une odeur fétide. Le substantif est *sanie*.

Scrotum (du lat. *scrotum*, bourse). — Peau qui enveloppent les testicules.

Septicémie (du gr. *septein*, corrompre ; *aima*, sang). — Corruption du sang par des matières putréfiées.

Septique (du gr. *septein*, corrompre). Qui détermine la putréfaction.

Sous-cutanée. — Qui se trouve sous la peau.

Spica (du lat. *spica*, épi). — Bandage croisé ou renversé, rappelant la forme régulière de l'épi.

Spinal (du lat. *spina*, épine). — Qui appartient ou qui a trait à l'épine dorsale.

Spore (du gr. *spora*, semence). — Champignon qui affecte la peau.

Spray. — Jet qui est formé par la multitude de petites gouttes lancées par un pulvérisateur.

Sternum. — Os constituant le devant de la poitrine. Sa forme est plate. Les côtes et les clavicules s'articulent sur le sternum.

Stomatite (du gr. *stoma*, bouche et de la terminaison *ite*, qui signifie inflammation). — Affection membraneuse de la bouche.

Strie. — La *strie anatomique* désigne les cannelures fines et nombreuses qui se trouvent sur les os. Les *stries sanguines* désignent les filets de sang qui se trouvent dans certains crachats, pus, sérosités, etc.

Styptique (du gr. *styptikos*, astringent). — Qui resserre, qui est très astringent.

Suture. — On nomme ainsi en chirurgie l'opération par laquelle on rapproche les bords d'une plaie au moyen d'aiguilles et de fils spéciaux.

T

Tégument (du lat. *tegumentum* ; du verbe *tegere*, couvrir) — On appelle ainsi les diverses parties du corps qui servent à le recouvrir.

Tellurique (du lat. *tellus*, terre). — Qui provient de la terre.

Ténesme. — Envie presque constante d'aller à la selle, par suite d'une certaine contraction des muscles de l'anus. Le ténesme peut se produire également à la vessie. Le malade éprouve de fréquentes envies d'uriner, mais sans effet ou à peu près.

Tétanos (mot grec qui signifie tension spasmodique). — Affection grave qui provoque la rigidité et aussi la convulsion d'une partie ou de la totalité des muscles.

Thorax. — Partie du corps formant cage, qui contient certains organes essentiels comme ceux de la respiration et de la circulation du sang, c'est-à-dire les poumons, le cœur, etc.

Thrombose (du gr. *thrombos*, grumeau). — Partie fibrineuse du sang qui forme un caillot dans les artères, les veines, etc.

Tibia. — Os de la jambe, de forme triangulaire. Il s'articule à sa partie supérieure avec le fémur et à sa partie inférieure avec les os du tarse.

Tomenteux (du lat. *tomentum*, duvet). - Se dit de ce qui est recouvert d'une sorte de duvet fin et serré.

Topique. — En médecine, on entend par topique un médicament que l'on applique extérieurement sur un endroit malade. Ce sont des cataplasmes, onguents, liniments, etc...

Toxique (du gr. *toxikon*, poison). — Se dit d'une substance quelconque qui est susceptible d'empoisonner.

Traumatisme (du gr. *trauma*, blessure). — Etat pathologique qui résulte d'une blessure.

Tuméfier (du lat. *tumor*, humeur ; *facere*, faire). — Ce qui produit du gonflement, de l'enflure.

V

Vasculaire (du lat. *vasculum*, petit vase). — Qui concerne les vaisseaux Qui est formé de vaisseaux. Tissu vasculaire. On dit aussi *vasculeux*.

Vaso-moteur. — Nerfs qui commandent les mouvements des vaisseaux sanguins.

Vibrions. — Etres microscopiques qui se développent dans tous les liquides.

X

Xantopsie (du gr. *xanthos*, jaune). — Espèce de cécité partielle d'après laquelle la vision est troublée. Les objets semblent prendre des teintes diverses, jaunes notamment.

Z

Zoïcide (du gr. *zôon*, animal, et lat. *cædere* tuer). — Se dit d'une substance qui tue les êtres vivants.

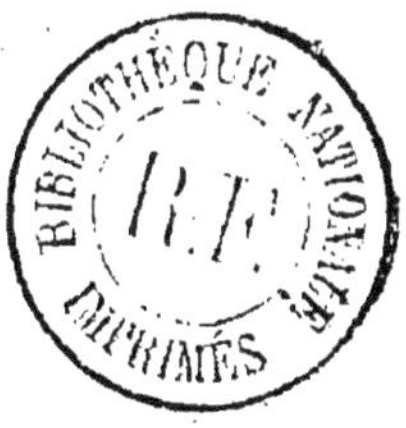
BIBLIOTHÈQUE NATIONALE RF IMPRIMÉS

TABLE DES CHAPITRES

CHAPITRE I

CHAPITRE II

CHAPITRE III

CHAPITRE IV

CHAPITRE V

CHAPITRE VI

CHAPITRE VII

CHAPITRE VIII

CHAPITRE IX

CHAPITRE X

CHAPITRE XI

VOCABULAIRE

TABLE DES MATIÈRES

A

C

D

E

F

G

H

I

L

M

T

V

Y

Z

BIBLIOTHÈQUE NATIONALE IMPRIMÉS

www.ingramcontent.com/pod-product-compliance
Ingram Content Group UK Ltd.
Pitfield, Milton Keynes, MK11 3LW, UK
UKHW021055200726
13857UKWH00003B/935